圖書在版編目（ＣＩＰ）數據

道藏養生：全 8 册 / 張繼禹編著 . — 北京：華夏出版社，2015.10

ISBN 978-7-5080-8517-3

Ⅰ．①道⋯ Ⅱ．①張⋯ Ⅲ．①養生（中醫）– 基本知識 Ⅳ．① R212

中國版本圖書館 CIP 數據核字 (2015) 第 152058 號

ISBN 978-7-5080-8517-3

9 787508 085173 >

出版發行 華夏出版社

（北京東直門外香河園北裡 4 號 郵編：100028）

經 銷 新華書店

印 刷 金壇古籍印刷廠有限公司

版 次 二〇一五年十月北京第一版 二〇一五年十月北京第一次印刷

定 價 一千二百八十圓（全八册）

張繼禹 編撰

道藏養生

玉溪道人

閔智亭

華夏出版社

前言

《易》曰：天地之大德曰生。《道德經》曰：深根固柢，長生久視之道。夫生命可貴，健康足惜。故上天有好生之德，下民有長壽之願；天意人情，若合一焉。昔我道家先師，仰尊天道，俯從民心，故開性命雙修之教，創養生鍛煉之方。欲以此教利樂群生，造福斯民；若民生康樂，則於國於家，利莫大焉。故仙道上乘要旨，在濟世度人而已，非肉身不死之謂也。

道家養生之學，以仙道信仰為其理據。認為生老病死雖是自然法則，然而人類既為萬物之靈長，亦可主動參贊物化，把握自我命運；而不應消極因順自然，無所作為。故仙道家堅信：『我命在我不在天』，長生可學，方術有效。此種自力拯救之宗教信仰，雖不能使肉身延至永恒。但歷代先師探索生命奧秘，謀取長生方術之實踐，已為中國醫藥、技藝之學，積累諸多有益經驗。

道教養生之學，又以中國傳統哲學為理據，本於黃老家『天人合一、氣化宇宙』之説。認為天地自然是一大宇宙，人之形體生命則為小宇宙；天地人皆以元氣為生成本源。元氣者，道炁也。在天地為陰陽二氣，周流運行不止；在人身為元神精氣，生命存活之本。天地間道炁長存，生生不息，人身中元神精氣亦可鍛煉保養。若保養得道，以至生道合一，則長生可為。故《老君内觀經》曰：『道不可見，因生而明之；生不可常，用道以守之。若生亡則道廢，道廢則生亡，生道合一，則長生不死，羽化神仙。』

是故道家養生之術，雖方法衆多，流派紛呈，但雜而不亂，大抵皆以保養元神精氣為宗旨。概而言之，可分為『内煉形神，外服丹藥』兩大類。内煉方法旨在保固精氣元神，鍛煉形體。有胎息行氣、守一存神、導引按摩、動功靜功等等，以及日常起居宜忌。服食之方旨在借助藥力滋補自身，保固形神，治病除邪。所服藥物有草木藥，亦有金丹大藥。其行氣與煉丹術結合，加以心性修養之法，則為性命雙修之内丹術。旨在超越生死，證驗道體，成就仙道。

道教養生方法，歷代皆有文獻傳世。方今科學昌明，醫術進步，傳統養生方術有仍切實可行者，亦有過時無效驗者。然無論其效驗與否，皆為歷代先師探索生命奧秘之記録，是人類文化之一遺産。研究中國道教史、醫學史、科技史者，皆可作為文獻依據。其中部分古人養生經驗，經現代科學鑒别改造後，仍可造福世人。但現存道教文獻卷帙浩繁，僅明編《正統道藏》所收經書已達五千四百餘卷。養生資料散存其中，檢閲不易，應用尤難。值此新修《中華道藏》將成之際，特從道教典籍中選出歷代養生資料，擷拾珠英，串聯成編。是編分作九類，每類前冠以提要，概述旨趣，略示閲讀門徑。名曰『道藏養生』。予生也淺，學識譾陋，勉為是編，匪敢求全責備，但期便於觀覽。倘或煉養方家能因此書而省翻檢之勞，世人讀此書而能體悟先師濟度之心，則於願遂矣。

是書之選編，蒙高文柱、蔣力生、劉更生、王卡諸君襄助，特致謝忱。

中國道教協會副會長　張繼禹　謹識

二〇〇二年九月九日

目録

編首　總論養生

【提要】道教修煉的理想目標是得道成仙，長生不死。雖然這一目標虛無飄渺，但只要『導養得理，以盡性命，上獲千餘歲，下可數百年，可有之耳』。這樣，道教修煉就從虛無飄渺的目標回歸到了現實的可能。

作為現實世界的人，如何才能『導養得理，以盡性命』，畢享天年，甚至長生益壽？葛洪《養生論》提出了總的養生修煉原則，即『修性以保神，安心以全身，愛憎不棲於情，憂喜不留於意，泊然無感，而體氣和平；又呼吸吐納，服食養身，使形神相親，表裏俱濟』。按照葛洪的這個養生方案，道教修煉的要點無外兩個方面：一是精神修煉，即修性安心的功夫；一是形體修煉，即呼吸吐納與服食的功夫。兩者的最後目標，是達到形神結合，表裏貫通。一千多年的道教養生史，基本上是圍繞葛洪設計的方案而展開的。由修煉精神而發明的內視、坐忘、存思、守一之法，由鍛煉形體而歸納整理的導引、行氣、服食之術，是道教最具特色、最富魅力、最引人入勝的養生方法。

一　天真論

昔在黃帝，生而神靈，弱而能言，幼而徇齊，長而敦敏，成而登天。乃問於天師曰：余聞上古之人，春秋皆度百歲，而動作不衰；今時之人，年半百而動作皆衰者，時世異耶？人將失之耶？岐伯對曰：上古之人，其知道者，法於陰陽，和於術數，食飲有節，起居有常，不妄作勞，

故能形與神俱，而盡終其天年，度百歲乃去。今時之人不然也，以酒爲漿，以妄爲常，醉以入房，以慾竭其精，以耗散其真，不知持滿，不時御神，務快其心，逆於生樂，起居無節，故半百而衰也。

夫上古聖人之教下也，皆謂之虛邪賊風，避之有時，恬淡虛無，真氣從之，精神內守，病安從來。是以志閑而少慾，心安而不懼，形勞而不倦，氣從以順，各從其慾，皆得所願。故美其食，任其服，樂其俗，高下不相慕，其民故曰朴。是以嗜慾不能勞其目，淫邪不能惑其心，愚智賢不肖，不懼於物，故合於道。所以能年皆度百歲而動作不衰者，以其德全不危也。

帝曰：人年老而無子者，材力盡耶？將天數然也？岐伯曰：女子七歲，腎氣盛，齒更髮長。二七而天癸至，任脉通，太冲脉盛，月事以時下，故有子。三七，腎氣平均，故真牙生而長極。四七，筋骨堅，髮長極，身體盛壯。五七，陽明脉衰，面始焦，髮始墮。六七，三陽脉衰於上，面皆焦，髮始白。七七，任脉虛，太冲脉衰少，天癸竭，地道不通，故形壞而無子也。

丈夫八歲，腎氣實，髮長齒更。二八，腎氣盛，天癸至，精氣溢瀉，陰陽和，故能有子。三八，腎氣平均，筋骨勁强，故真牙生而長極。四八，筋骨隆盛，肌肉滿壯。五八，腎氣衰，髮墮齒槁。六八，陽氣衰竭於上，面焦，髮鬢頒白。七八，肝氣衰，筋不能動，天癸竭，精少，腎臟衰，形體皆極。八八，則齒髮去。腎者主水，受五臟六腑之精而藏之，故五臟盛，乃能瀉。今五臟皆衰，筋骨解墮，天癸盡矣。故髮鬢白，身體重，行步不正，而無子耳。

帝曰：有其年已老而有子者何也？岐伯曰：此其天壽過度，氣脉常通，而腎氣有餘也。此雖有子，男不過盡八八，女不過盡七七，而天地之精氣皆竭矣。帝曰：夫道者年皆百數，能有子乎？岐伯曰：夫道者能却老而全形，身年雖壽，能生子也。

黄帝曰：余聞上古有真人者，提挈天地，把握陰陽，呼吸精氣，獨立守神，肌肉若一，故能壽敝天地，無有終時，此其道生。中古之時，有至人者，淳德全道，和於陰陽，調於四時，去世離俗，積精全神，游行天地之間，視聽八達之外，此蓋益其壽命而强者也，亦歸於真人。其次有聖人者，處天地之和，從八風之理，適嗜慾於世俗之間，無恚嗔之心，行不欲離於世，被服章，舉不欲觀於俗，外不勞形於事，内無思想之患，以恬愉爲務，以自得爲功，形體不敝，精神不散，亦可以百數。其次有賢人者，法則天地，象似日月，辯列星辰，逆從陰陽，分別四時，將從上古合同於道，亦可使益壽而有極時。

（《黄帝内經素問》）

二　天年論

黄帝問於岐伯曰：願聞人之始生，何氣築爲基，何立而爲楯，何失而死，何得而生？岐伯曰：以母爲基，以父爲楯，失神者死，得神者生也。

黄帝曰：何者爲神？岐伯曰：血氣已和，榮衛已通，五臟已成，神氣舍心，魂魄畢具，乃成爲人。

黄帝曰：人之壽夭各不同，或夭壽，或卒死，或病久，願聞其道。岐伯曰：五臟堅固，血脉和調，肌肉解利，皮膚致密，營衛之行，不失其常，呼吸微徐，氣以度行，六腑化穀，津液布揚，各如其常，故能長久。

黄帝曰：人之壽百歲而死，何以致之？岐伯曰：使道隧以長，基墻高以方，通調營衛，三部三里起，骨高肉滿，百歲乃得終。

黄帝曰：其氣之盛衰，以至其死，可得聞乎？岐伯曰：人生十歲，五臟始定，血氣已通，其氣在下，故好走。二十歲，血氣始盛，肌肉方長，故好趨。三十歲，五臟大定，肌肉堅固，血脉盛滿，故好步。四十歲，五臟六腑十二經脉，皆大盛以平定，腠理始疏，榮華頽落，髮頗斑白，平盛不摇，故好坐。五十歲，肝氣始衰，肝葉始薄，膽汁始滅，目始不明。六十歲，心氣始衰，若憂悲，血氣懈惰，故好卧。七十歲，脾氣虚，皮膚枯。八十歲，肺氣衰，魄離，故言善誤。九十歲，腎氣焦，四臟經脉空虚。百歲，五臟皆虚，神氣皆去，形骸獨居而終矣。

黄帝曰：其不能終壽而死者，何如？岐伯曰：其五臟皆不堅，使道不長，空外以張，喘息暴疾，又卑基墻，薄脉少血，其肉不石，數中風寒，血氣虚，脉不通，真邪相攻，亂而相引，故中壽而盡也。

（《靈樞經》）

三　養生論

世或有謂神仙可以學得，不死可以力致者。或云：上壽百二十，古今所同，過此以往，莫非妖妄者。此皆兩失其情。請試粗論之。

夫神仙雖不目見，然記籍所載，前史所傳，較而論之，其有必矣。似特受異氣，禀之自然，非積學所能致也。至於導養得理，以盡性命，上獲千餘歲，下可數百年，可有之耳。而世皆不精，故莫能得之。

何以言之？夫服藥求汗，或有弗獲；而愧情一集，渙然流離。終朝未餐，則囂然思食；而曾子銜哀，七日不飢。夜分而坐，則低迷思寢；內懷殷憂，則達旦不瞑。勁刷理鬢，醇醴發顏，僅乃得之；壯士之怒，赫然殊觀，植髮衝冠。由此言之，精神之於形骸，猶國之有君也。神躁於中，而形喪於外，猶君昏於上，國亂於下也。

夫爲稼於湯之世，偏有一溉之功者，雖終歸於燋爛，必一溉者後枯。然則，一溉之益固不可誣也。而世常謂一怒不足以侵性，一哀不足以傷身，輕而肆之，是猶不識一溉之益，而望嘉穀於旱苗者也。是以君子知形恃神以立，神須形以存，悟生理之易失，知一過之害生。故修性以保神，安心以全身，愛憎不棲於情，憂喜不留於意，泊然無感，而體氣和平；又呼吸吐納，服食養身，使形神相親，表裏俱濟也。

夫田種者，一畝十斛，謂之良田，此天下之通稱也。不知區種可百餘斛。田、種一也，至於樹養不同，則功效相懸。謂商無十倍之價，農無百斛之望，此守常而不變者也。

且豆令人重，榆令人瞑，合歡蠲忿，萱草忘憂，愚智所共知也。薰辛害目，豚魚不養，常世所識也。虱處頭而黑，麝食柏而香，頸處險而癭，齒居晋而黃。推此而言，凡所食之氣，蒸性染身，莫不相應。豈惟蒸之使重而無使輕，害之使暗而無使明，薰之使黃而無使堅，芬之使香而無使延哉？

故神農曰上藥養命，中藥養性者，誠知性命之理，因輔養以通也。而世人不察，惟五穀是見，聲色是躭，目惑玄黃，耳務淫哇，滋味煎其腑臟，醴醪煮其腸胃，香芳腐其骨髓，喜怒悖其正氣，思慮銷其精神，哀樂殃其平粹。夫以蕞爾之軀，攻之者非一途，易竭之身，而外內受敵。身非木石，其能久乎？

其自用甚者，飲食不節，以生百病；好色不倦，以致乏絶；風寒所災，百毒所傷，中道夭於衆難。世皆知笑悼，謂之不善持生也。至於措身失理，亡之於微，積微成損，積損成衰，從衰得白，從白得老，從老得終，悶若無端。中智以下，謂之自然。縱少覺悟，咸歎恨於所遇之初，而不知慎衆險於未兆。是由桓侯抱將死之疾，而怒扁鵲之先見，以覺痛之日，爲受病之始也。害成於微，而救之於著，故有無功之治；馳騁常人之域，故有一切之壽。仰觀俯察，莫不皆然。以多自證，以同自慰，謂天地之理，盡此而已矣。

縱聞養生之事，則斷以所見，謂之不然；其次狐疑，雖少庶幾，莫知所由；其次自力服藥，半年一年，勞而未驗，志以厭衰，中路復廢。或益之以畎澮，而泄之以尾閭，欲坐望顯報

者；或抑情忍慾，割棄榮願，而嗜好常在耳目之前，所希在數十年之後，又恐兩失，內懷猶豫，心戰於內，物誘於外，交賒相傾，如此復敗者。

夫至物微妙，可以理知，難以目識。譬猶豫章生七年，然後可覺耳。今以躁競之心，涉希静之途，意速而事遲，望近而應遠，故莫能相終。

夫悠悠者既以未效不求，而求者以不專喪業，偏恃者以不兼無功，追術者以小道自溺。凡若此類，故欲之者萬無一能成也。

善養生者則不然也，清虛靜泰，少私寡慾。知名位之傷德，故忽而不營，非欲而强禁也；識厚味之害性，故棄而弗顧，非貪而後抑也。外物以累心不存，神氣以醇泊獨著。曠然無憂患，寂然無思慮。又守之以一，養之以和，和理日濟，同乎大順。然後蒸以靈芝，潤以醴泉，晞以朝陽，綏之五絃，無爲自得，體妙心玄，忘歡而後樂足，遺生而後身存。若此以往，庶可與羨門比壽，王喬爭年，何爲其無有哉！

《嵇康集》

一氣無方，與時消息，萬物生死，共氣盛衰。處自然之間，而皆不知所以然而然。其所稟習，在覆載之下。有形者先知其本，知其本則求無不通；修道先須正其源，正其源則流無不應。若棄其本而外求，背其源以邪究，雖獵盡百家，學窮諸子，徒廣虛論功條。其攝養之效，得者觀之，實爲自誤耳！

今歷觀世間，好道之流，不可勝數。雖知恬淡以自守，全不知恬淡之中有妙用矣；雖知虛無以爲理，全不知虛無之中而無不爲矣。若不知虛無恬淡妙用之理，徒委志於寂默之間，妄作於形神之外，是謂無益之用，非攝生之鴻漸也。

且神由形住，形以神留，神苟外遷，形亦難保。抑又服餌草木金石，以固其形，而不知草木金石之性，不究四時逆順之宜，久而服之，反傷和氣。遠不出中年之內，疾害俱生。使夫輕薄之流，皆謂繫風捕影，不可得矣。翻以學者爲不肖，以真隱爲詭道，不亦傷哉！惑人嘗以此事而譏余，曰：吾聞學道，可致長生。吾自童年至於暮齒，見學道之人已千數矣。服氣絕粒者，驅役考召者，清静無慾者，修仙鍊行者，如斯之流，未有聞其死者也。身歿幽壤之下，徒以尸解爲名。推此而論之，蓋得者猶靈骨耳，非可學而得之。余聞斯論，不覺心慼於內，神恍於外。沉吟之間，乃太息而應之曰：觀子向來所説，實亦鄙之甚矣！迷之尤矣！今世人學人間之事，猶有成與不成，又況妙本玄深，昏昏默默，胡可造次而得之？且大道無親，感之即應，苟云靈骨，無乃疏乎！然夫服氣絕粒者，且道家之所尚，人苟得之，皆有不食之功，身輕之效，便自言腸胃無滓，立致雲霓，形體獲輕，坐希鸞鶴。採餌者，復以毛女爲憑；呼吸者，又引靈龜作證。曾不知真氣暗滅，胎精內枯，猶執滯理於松筠，守迷端於翰墨，良可嗟矣！寧不怪乎？至於驅役考召之流，蓋是道中之法事。研討至精，窮其真詰，誠爲身外之虛名，妄作人間之孟浪。在己無徵於延益，於人有驗於軫攘。亂構休祥，徒陳禍福。如斯之輩，並匪保生之道也。或以清靜無爲，深居絕俗，形同槁木，志類死灰，不知天地動用之心，不察陰陽運行之理，如此則雖游恍惚，其恍惚而無涯。縱合窅冥，其窅冥而莫測。翻使希夷之外，神用罔

然；虛白之中，玄關失守。言議之際，中有高真。喟然而嘆曰：守一非一，履真非真。此亦近爲門階之由，殊未窺其室中之用矣。大凡保氣棲神，不可以湛然而得之，亦不可以元然而守之。且神無方而氣常運，形至靜而用無窮。是知保氣者，其要在乎運；棲神者，其秘在乎用。吾嘗聞之於師曰：體虛而氣周，形靜而神會。此蓋爲出世之玄機，無名之大用矣。

（《養生辨疑訣》）

抱朴子曰：一人之身，一國之象也。胸腹之設，猶宮室也。肢體之位，猶郊境也。骨節之分，猶百官也。腠理之間，猶四衢也。神猶君也，血猶臣也，氣猶民也，故至人能治其身，亦如明主能治其國。夫愛其民，所以安其國。愛其氣，所以全其身。民弊國亡，氣衰身謝。是以至人上士，乃施藥於未病之前，不追修於既敗之後。故知生難保而易散，氣難清而易濁。若能審機權，可以制嗜慾，保全性命。

且夫善養生者，先除六害，然後可以延駐於百年。何者是耶？一曰薄名利，二曰禁聲色，三曰廉貨財，四曰損滋味，五曰除佞妄，六曰去沮嫉。六者不除，修養之道徒設爾。蓋緣未見其益，雖心希妙道，口念真經，咀嚼英華，呼吸景象，不能補其短促。誠緣舍其本而忘其末，深可誡哉。

所以保和全真者，乃少思、少念、少笑、少言、少喜、少怒、少樂、少愁、少好、少惡、少事、少機。夫多思則神散，多念則心勞，多笑則臟腑上翻，多言則氣海虛脫，多喜則膀胱納客風，多怒則腠理奔血，多樂則心神邪蕩，多愁則頭鬢憔枯，多好則志氣傾溢，多惡則精爽奔騰，多事則筋脉乾急，多機則智慮沉迷。斯乃伐人之生甚於斤斧，損人之命猛於豺狼。

無久坐，無久行，無久視，無久聽。不飢勿强食，不渴勿强飲。不飢强食則脾勞，不渴强飲則胃脹。體欲常勞，食欲常少。勞勿過極，少勿至飢。冬朝勿空心，夏夜勿飽食。早起不在鷄鳴前，晚起不在日出後。心內澄則真神守其位，氣內定則邪物去其身。行欺詐則神悲，行爭競則神沮。輕侮於人當減算，殺害於物必傷年。行一善則魂神樂，構一惡則魄神歡。魄神樂死，魂神好生。常以寬泰自居，恬淡自守，則身形安靜，灾害不干。生録必書其名，死籍必削其咎。養生之理，盡於此矣。

至於鍊還丹以補腦，化金液以留神，斯乃上真之妙道。蓋非食穀啖血者，越分而修之。萬人之中，得者殊少，深可誡焉。

老君曰：存吾此道，上士全修延壽命，中士半修無灾病，下士時修勉夭橫，愚者失道擯其性。其斯之謂歟。

（《抱朴子養生論》）

立天之道，曰陰與陽；立地之道，曰柔與剛；立人之道，曰仁與義。然則，天地之大，人之最靈，法陰稟陽，莫重乎性命。故二象並設，四序推遷，人處其間，倏然如電，每一思至，黯然銷魂，生不再來，逝不可復。必須啓悟耳目，陶鑄心靈，蕩滌煩邪，宣引榮衛。未有不由學而能成其器，不由習而能利其身者哉。是以真人常曰，吾非自然，乃學而得之。故我求道，無不受持千經萬術，唯在志心也。

老君曰：天地降精，陰陽布化，萬物以生，乘其夙業，分靈道一，總合萬機。且人之受生，始一月爲胞，精血凝也。二月爲胎，形兆胚也。三月爲陽神，爲三魂，動以生也。四月爲陰靈，爲七魄，静鎮形也。五月，五行分藏，以安神也。六月，六律定六腑，用資靈也。七月，七精開竅，以通光也。八月，八景神具，降真靈也。九月，宮室羅布，以定生也。十月氣足，萬象成也。太一玄真在頭，曰泥丸君，總衆神，統百靈，以禦邪氣，陶其萬類，以定真元。是知修真，静守恬和，可保長生也。

真人曰：神强者長生，氣强者短壽。柔和畏威神强，鼓怒騁志氣强。凡人才所不至而極思之者，則志傷也；力所不勝而極舉之者，則形傷也；謀所不至而極圖之者，則智傷也。勢所不加而極憤之者，則氣傷也。積憂不已魂神衰，積惡不已魄神散。喜怒過多神不歸室，愛憎無定神不守形。汲汲所欲神則煩，切切所思神則敗。久言久笑心氣傷，久坐久立筋骨損，寢寐失時肝膽傷，跳走暴喘胃腑傷，喧呼詬怒膽氣傷。故陰陽不交則瘡疣生，房室不節則勞瘠發。且人生在世，久遠之期不過三萬餘日，豈無一日行修補？豈無一日有損傷？徒責神之不守，體之不康，亦由却行而望速及前侶，豈可得爾？

所以養生之要，唾不及遠，行不及驟，耳不久聽，目不久視，坐不至疲，卧不至倦。先寒而後衣，先熱而後解。不欲極飢而便食，食誡過飽。不欲極渴而便飲，飲誡過多。食若過飽則癥塊成，飲酒過多則痰癖聚。不欲甚逸，不欲甚勞，不欲出汗淋灕，不欲冒風噓吸。醉中不欲奔車，飽時不欲走馬。不欲多啖生冷，不欲飽食肥鮮。不欲飲酒了當風，不欲沐髮後露腦。冬莫極温，夏莫極凉。冬極温則春有狂疫生，夏極凉則秋有瘧痢發。不欲卧露星月下，不欲飢臨尸柩間。不欲睡中動扇，不欲露頭而食。衝大熱莫飲冷水，凌大寒莫逼炎爐，新沐莫犯猛風，至飢莫冒重霧。

且五味入口，不可令偏。多酸傷脾，多甘傷腎，多辛傷肝，多鹹傷心，多苦傷肺。此皆濁其神魂，亂其五臟，亦未必當時便損於人，但於久後積衰敗爾，伐人之命，甚於斤斧，蝕人之性，猛於狼虎。蓋緣兆應五行，潛通四運，源其蹟而不謬，究其理而益佳，宜深慎之，以全其真也。不飢而强食，不渴而强飲，並招其損矣。不飢强食則脾勞，不渴强飲則胃脹。

體欲常勞，食欲常少；勞勿至極，少勿至虚。冬則朝莫令空心，夏則夜莫令飽食。春夏唯須早起，秋冬却要晚眠。早起不在鷄鳴前，晚起不在日出後。心源澄則真靈守其位，氣海静則邪物去其身。行詐僞則神悲，行諂佞則神沮。妒嫉於人當減算，殺害於物必傷年。行一善則魂神欣，構一惡則魄神喜。魂欲人生，魄欲人死。是以心爲五臟君，氣爲百骸使。君欲安静無爲，使欲流行不滯。所以起卧依四時，慎其早晚之候。服食調六腑，適其冷熱之宜。動以太和爲馬，通以玄寂爲車。四肢煩勞則偃仰以導之，心胸壅塞則吐納以宣之。

杜其病源，常施補瀉之術；除其邪氣，每存默默之機。是以忍怒以凌陰，抑喜以助陽。泥丸君欲得多櫛，天鼓欲得常鳴。目不厭臨，津不厭嚥，心不厭順，氣不厭和。若能如此修習不廢，則可餌草木之藥，先治其損。精勤不已，然後消鑠金石，固際其真。此乃攝生有條貫，保壽有津涯，實爲補養之妙門，延駐之玄説。若乃恣情快意於馳騁之上，勞神役思於巧僞之間，

碣石　總儲蓄十二

六

一

重其貨財，耽其寵樂，不嘗保護之術，不務慎守之規，須臾氣竭在忿競之前，形枯於聲色之際。以此觀之，足甚省悟。

蓋不知心源静則神魂安，嗜慾興則真靈潰。焦然戚戚之志，勞其役役之軀，救火爇薪，良可嘆也。是故真人乃作頌曰：淡薄不親，狂蕩是鄰。縱不殞身，亦能敗神。敗神失真，傷殘之因。傷殘之因，豈虚言哉。

（《太上保真養生論》）

《三元真經》曰：人物異形，受生惟一。氣魂得之於天，體魄得之於地。無形無象，自空中來，即父精母血，以無爲有。三百日胎完，胎完氣足則生，是由無而有。不善養生，則以有還無矣。血氣方剛，以所有之神氣，復與於兒女；血氣既衰，將已有之魂魄，復還於天地。故生中起滅，以滅止生，氣斷神散而無生矣。善人君子，莫不欲生，而不知養生之時，以天地爲法，日月爲本。陰絶陽生，陽絶陰生，生生不窮，天地所以長久；魄往魂來，來往不已，日月所以長久。是知氣在養而不弱，形在養而不悴。内外養之無差，故得與天地日月同長久也。

《西山記》曰：古今聖賢談養生之理者，著養生論者，不爲少矣。又曰少私寡慾；少私寡慾者，可以養心。又曰絶念忘機；絶念忘機者，可以養神。又曰飲食有節；飲食有節者，可以養形。又曰務逸有度；務逸有度者，可以養亂。又曰入清出濁；入清出濁者，可以養氣。又曰絶淫戒色；絶淫戒色者，可以養精。養生之道，不在於此。所生微也，善養者從微至著；所生小也，善養者自小及大。當旺時養而取之，當衰時養而補之。如春養脾，秋養肝，夏養肺，冬養心。鍊形則起火，還丹則聚氣。此年中用月，不失養生之道也。及春夏養陽，以真氣隨天大運，在肝與心。心肝者，氣升之所。秋冬養陰，以真氣隨天大運，在肺與腎。腎肺者，液降之所。此陰陽傳送，不失養生之道也。及腎氣生於子時，一陽生於二陰之中。當此之時，若澄心静慮，閉目昇身，想火輪起於丹田，是氣生而養之有法也。及肝氣生於卯時，一陽生於二陰之下。當此之時，若孤坐閉目，多入少出，存兒女相見於黄屋之中，而産就嬰兒，是陽生而養之有法也。及心氣生於午時，一陰生於二陽之中。當此之時，若忘言絶念，滿口含津，攻心氣不散，存龍虎交媾於煙焰之中，而盤金鼎奔流於下，是丹田氣生而養之有法也。及肺氣生於酉時，一陰生於二陽之上。當此之時，若閉目冥心，以腹肚微脅，存大火炙於鼎中，鼎中有三昧，炎炎不絶，三昧齊發，是陰生而養之有時也。及夫三百日胎完而真氣生，養其真氣而之生神。五氣朝元，三花聚頂。五百日陽神生，養其陽神而鍊之合道。是生形已來養之而生真氣。自生氣以來養之而生法身。身外有身，超凡入聖。養生之道，備於此矣。

（《西山群仙會真記》）

四　養形論

《玉華靈書》曰：神以氣爲母。氣以形爲舍。鍊氣成神，鍊形成氣。陽神未聚，三花不入泥丸；真氣未朝，五彩不生丹闕。無形籠絡，神氣兩離。故天地大也，未免輕清重濁之象；日月明也，難逃圓明缺暗之形。積陽生神，上以麗乎天者，星与辰也；積陰生形，下以壯乎地

者，土與石也。水中氣昇，而爲雨爲雲；氣中水降，而爲霧爲露。萬象群生，不能無形。惟人也，集靈以生，資道以成。不知養形之端，精魄耗散而陰殼空存，未死之前，已如槁木，餘喘既絶，盡爲糞壤。養形之道，可不深思。

《西山記》曰：仲夏仲冬之月，善養形者，處於深堂，避其大寒大熱之氣，而伏其肌膚。非特此也，先寒而衣，衣不得頓多；先暖而解，解不得頓少。久勞則安閑以保極力之處，久逸則導引以行稍滯之氣。暑不當風，當風則榮閉而衛結；夏不卧濕，卧濕則氣散而血注。冬不極熱，極熱則腎受虛陽，而春夏肝與心，有壅蔽之疾也；夏不極凉，極凉則心抱浮寒，而秋冬肺與腎有沉滯之患也。不可極飢而食，食不過飽。飽則傷神，飢則損胃。不可極飲，飲不過多。多則損氣，渴則傷血。沐用旬，浴用五。夫五則五氣流傳遍，浴之榮衛通暢。旬則數滿復還，真氣在腦，沐之則耳目聰明。若頻頻浴者，血凝而氣散，雖肌體光澤，久而氣自損矣。故有癱瘓之疾者，氣不勝血，神不勝形也。若頻頻沐者，氣壅於上，腦滯於中，令人體重形疲，久而經絡不能通暢。故古人以陽養陽，陽不耗散；以陰鍊陽，陽不損弱。如一年春夏養陽，秋冬養陰，是借陰養陽，以陽消陰也。一日内午前鍊乾以氣，前起鍊形，後起金晶。午後鍊坤以藥，有藥則聚氣煉丹，無丹則收火煮海，皆以真陽見用於自身。不然斂身聚之，可以無中養就，真氣昇身，真氣以滅魔陰焉。奉道之士，廣覽多學，徒以勞損，不知陰陽爲之總領之元也。真陰真陽爲胎，凝於丹田。次以真陰爲氣，真陽成形，身外有身，超凡入聖矣。

（《西山群仙會真記》）

五　養氣論

《太上隱書》曰：天地以清濁爲質，非氣不足以運陰陽；日月以明暗分形，非氣不足以交魂魄。以橐籥之用，呼吸之理，是氣使之然也。禽一衝而制在氣，履空如實；魚一躍而制在水，穿水如無。衆植凋殘，獨松柏而常茂者，氣堅也；群動滅寂，惟龜鶴之不悴者，氣任也。形爲留氣之舍，氣爲保形之符。欲留形住世，必先養氣。至大至剛，充塞乎天地之間。氣聚神靈，遨遊風塵之外。善養生者養其形，善養形者養其氣。

《西山記》曰：古今養氣之士，不免於疾病死亡者，不知其道也。昔人以志士不語爲養氣，此保氣也，失之昏。以入清出濁爲養氣，此換氣也，失之虛。昏者，氣散神狂，真靈日厭，終無所歸矣。虛者，丹田無寶，徒勞而吐納，終不能住矣。多入少出，攻病可也，認爲胎息，誤矣。上嚥下搐，聚氣可也，指作還丹，誤矣。綿綿若存，用之不勤，委氣而和神也；息息要住，納之不出，閉氣而鍊形也。一嚥復一嚥，雙收兩夾，以噓嚥爲法，是借氣取水灌溉之術也；正坐昇身，氣滿四大，血絡通行，榮衛和暢，是布氣焚身之法也。若此皆非養氣矣。養氣之道，生時養之使不衰，弱時養之使不散。如古行屯者，是陽初生，屈而未伸，故朝屯以取，養氣之茂也。如古行蒙者，是一陽處群陰之中，暗而不明，故暮蒙以取，求陽之義也。非特此也。才所不敏，强思，傷也。力所不及，强舉，傷也。悲哀憔悴，傷也。喜樂過度，傷也。汲汲所欲，傷也。戚戚所懷，傷也。或久談言笑，寢息失時，挽弓引弩，耽酒嘔吐，飽食便卧，跳步喘息，歡呼哭泣，

陰陽不交，積傷至盡，則早亡矣。故善養者，淡然無慾，處乎寂寞之境，自有希夷之趣。冬則陽生，至春分之後，陽盛而陰散，防其餘陰入腹，而爲苦寒之疾。夏則陰生，至秋分之後，陰盛而陽散，防其餘陽入腹，而爲酷暑之患。勿觀死者，防死氣觸生氣。不近穢處，防穢氣觸真氣。真氣未壯，而朝不虛，食常充口；真氣欲絶，而暮不實，食常減口。然而調氣、和氣、布氣、嘯氣、聚氣、行氣、保氣、換氣，皆不出養氣之道。夫氣如線，觸之則斷；氣如煙，擾之則散。不能養者，失保形之道。然養氣未及採藥，採藥未及煉氣。採氣還元，結成金丹。煉之出殼，遷變羽客。未煉先採之，未採先養之。

（《西山群仙會真記》）

六　養心論

《通玄經》曰：人以形爲舍，心爲主。主於國，則君臣之分；主於家，則父子之禮。心爲君父，氣爲臣子，身爲家國。心氣一注，無氣不從。在五行爲火，南方盛陽之精。宿應熒惑，神受朱雀，狀垂三葉，色若朱蓮，神明依泊，變化莫測，混合陰陽，大包天地，細入毫芒。制之則止，放之則狂。清靜道生，濁躁神亡。但能空寂，得之有常。永保無爲，其身則昌。惟狂克念，可以作聖。惟聖罔念，可以作狂。古今達士，養以寡慾，務於至誠。真源湛然，靈光自瑩於丹臺也。不爲事惑物役，可以超凡入聖。

《西山記》曰：從道受生謂之性，自一稟形謂之命。所以任物謂之心，心有所憶謂之意，意有所思謂之志，事無不周謂之智，智周萬物謂之慮，動而榮身謂之魂，靜以鎮身謂之魄，流行骨肉謂之血，保形養氣謂之精，氣清而快謂之榮，氣濁而遲謂之衛，總括百骸謂之身，衆象備見謂之形，塊然有閡謂之質，形貌可則謂之體，小大有分謂之軀，衆思不凝謂之神，漠然變化謂之靈，氣來入身謂之生，氣去於形謂之死，所以通生謂之道。道者，有而無形，無而有精，變化不測，通神群生。真人上仙，教人修道，即修心也，教人修心，即修道也。道不可見，因心以明之。心不可常，用道以守之。故虛心遣其實，無心除其有也。定心令不動也，安心令不危也，靜心令不亂，正心令不邪，清心令不濁，浄心令不穢。此皆已有，令以除之。心直不返復也，心平無高下也，心明不暗昧也，心通無窒礙也。此皆固有，因以然之又在少思、少念、少慾、少事、少語、少笑、少愁、少樂、少喜、少怒、少好、少惡，故得靈光不亂，神氣不狂，方可奉道保生。嗟無知者，多思神殆，多念志散，多慾損氣，多事役形，多語弱氣，多笑損臟，多愁攝血，多樂溢意，多喜則交錯，多怒則百脉不定，多好則昏迷不理，多惡則憔悴無歡，故其源不潔，和氣自耗，不得延年，失於養心之故也。故古喻之如猿，狂而不定；比之如賊，盜其所有也。

（《西山群仙會真記》）

七　養壽論

《三清貞録》曰：父母之真陰真陽二氣，以精血爲胞胎，胎完氣足，而爲形矣。集靈資道，神氣相合，而爲壽定矣。大壽一萬二千歲，守朴任具，雖亡而道不亡也；中壽一千二百歲，留

形住世，道在而身亦在也；下壽一百二十歲，知之修煉，可以安樂延年。不知修煉，走失耗散，在我者不爲我之所有，而又外觸禁忌，暗除年筭。一筭爲三百日壽，一歲爲本數之壽，一紀爲正紀之壽。無知少學，以小惡爲無傷，積惡以至於滅身；以小損爲無害，積損以至於滅生。始以減一筭，次以除本數，終以除一紀，未及中年，夭之大半。仙子真人，憫而哀之。雖有超脱之法，必先養壽之方。審而用之，可延至大壽。不憚修持千日，自有超凡之道。

《西山記》曰：雖知養生之理，不悟修行之法，則生亦不長；雖知修煉之方，不知養壽之道，則修亦無驗。故養壽者，凡以禁忌而防其禍。行不多言，恐神散而損氣；睡不張口，恐氣泄而損神。臨危登峻則魂飛，玩殺看鬬則氣結。吊死問病，則喜神自散；卧濕當風，則真氣日弱。古廟凶祠不可入，入之則神驚。狂禽異獸不可戲，戲而則神恐。對三光濡溺，折人年壽；賀四重深恩，滅人大數。飲宴於聖像之側，魂魄不安；坐卧於墓冢之間，精神自散。枯水大樹之下不可息，防九陰之氣，觸人陽神；深水大澤不可渡，恐至寒之性，逼人真氣。出衆花卉不可折，防招妖狂入室；非時果實不可食，防帶邪氣入腹。妄言綺語，非患難不可頻説，説之滅人正壽；肥甘醇酒，非會合不可頻飲，飲之除人本禄。負賢忘恩，必有禍應；輕財毀物，自無福生。大山勿深入，入之必凶；美物勿酷愛，愛之勿吉。損人傷物，以冤報冤；嫉賢妬能，以怨起怨。虚傳妄授，慢友輕師。此類或有觸犯，雖得正訣，遇異人，大道未就，先爲此除其壽，以罪當功，竟不能速成也。善養壽者，以法修其内，以理驗其外。修内則秘精養氣，安魂清神，形神俱妙，與天地齊年，鍊神合道，超凡入聖也；驗外則救貧濟苦，慈物利人，孝於家，忠於國，順於上，憫於下，害不就利，忙不求閑。凡以方便爲心，勿以人我介意。方始奉道，多遇至人，自得真法。及夫下功之後，少有患難，速得圓成。然是修養所致，亦是陰德報之。苟不達養壽之宜，安得内外齊成乎？

（《西山群仙會真記》）

八　補養論

補内　《九天祕籙》曰：三清之下有三太，三太之内有二儀，二儀既判而列五帝，五帝既立而同一區。此天地之内，上下有陰陽昇降，東西有日月往來，周而復始，運而不已，代謝循環，終無走失。惟人也，以精爲母，以氣爲主。五臟中各有精，精中生氣；五臟中各有氣，氣中生神。欲壽無窮，長生住世，煉精爲丹，養氣爲神。真仙上聖修真，補内不補外也。内真外應，無施不可，有作必成，自凡而入聖也。

《西山記》曰：男子先生右腎，以外精而内血，陰爲裏也；女子先生左腎，以外血而内精，陽爲裏也。腎生脾，脾生肝，肝生肺，肺生心，心生小腸，小腸生大腸，大腸生膽，膽生膀胱，膀胱生三元，三元生三焦，三焦生八脉，八脉生十二經，十二經生十二絡，十二絡生一百八十係絡，一百八十係絡生一百八十纏絡，一百八十纏絡生三萬六千孫絡，三萬六千孫絡生三百六十五骨，三百六十五骨生八萬四千毛竅。胎完氣足，靈光入體，與母分離而爲人也。以内外言之，經絡之内而爲内，肌膚之外而爲外。養命養其五臟。五臟爲根，根固葉自茂矣。養形養其

五氣。五氣爲源，源深流自長矣。真氣大運隨天，元氣小運隨日。春肝旺脾弱，則養脾食甘物：五穀中粳米，五果中棗肉，五畜中牛肉，五菜中葵菜。清心無憂，憂則傷肝。隱坐避風，以肝惡風也。若日用之間，卯時以待小運，日生元氣，傳送在肝，閑居冥目以養肝，旬日見功，目可視秋毫。若修煉下功，不必如此。夏心旺肺弱，則養肺食辛物：五穀中黄黍，五果中桃子，五畜中鶏肉，五菜中葱菜。清心少喜，喜多傷心。静坐避熱，以心惡熱。若日用之間，午時以待小運，日生元氣，傳送在心，絶念安居以養心，旬日見功，可氣通百脉。修煉下功，亦不必如此。秋肺旺肝弱，則養肝食酸物：五穀中豆，五果中李子，五畜中犬肉，五菜中藿菜。静居避寒，寒則傷肺。不要多悲，悲則損肺。若日用之間，酉時以待小運，日生元氣，傳送在肺，昇身静坐以養肺，旬日見功，肌膚光澤。若修煉下功，不必如此。冬腎旺心弱，則養心食苦物：五穀中小麥，五果中橘子，五畜中羊肉，五菜中薤菜。清心無恐，恐則傷心。若日用之間，子時以待小運，日生元氣，傳送在腎，斂身正坐以養腎，旬日見功，丹田自暖，氣力剛健。若修煉下功，不必如此。當四季脾旺，養腎食鹹物：五穀中粟米，五果中山藥，五畜中猪肉，五菜中薤菜。安心無畏，畏則傷脾。静生避濕，濕則損脾也。若日用之間，戌辰丑未以待小運，日生元氣，風急震雷，透過膀胱，變爲精華。真氣走失，而火上起，肺開心衝，肝浮膽横，萬神以真火燒之，棄體外遊，骨解筋伸，與死無異。一泄一氣弱，百泄一神去。千泄一臟損。已至枯竭，四大無主，乃曰死矣。故真仙上聖有還精之道。若志在玄元，腎氣交心氣，積氣生液，如懸珠垂露，顆顆還於丹田，火候無差，自然凝結，形若彈丸，色同朱橘，氣中生氣，煉氣成神，身外有

身，超凡入聖。若以未悟清虚，甘作兒孫之牛馬，淫邪之心未息，亦不可深究房中之術。俱以借其陰貌，賺心氣下入黄庭，而腎氣不能上昇，乃以龍盤虎遶。欲泄之前，棄其情愛，一則孤坐斂身，雙手抱臍，使氣結爲胎；一則昇身偃脊，斂身少時，使肘後飛入泥丸，以填血腦，而百骨充盈，有返老還童之驗矣。嗟少學無知，欲採婦女之津氣以爲陰丹。又煉無情之金石，取天地之秀氣而爲外丹，餌之填精補海。幸而藥盛，而時暫無損。若以元陽耗散，而丹臺空虚，餌之在腹，當有不救之疾；取之於人，當有速亡之患。返以神仙之法爲誑，静言思之，誰其過歟？

補氣　《玉華靈書》曰：九天之上無陰，九地之下無陽。地中生陽，一百八十日陽昇到天。其陽不過乎天者，陽自陰中來生，元氣傳送，餘氣在脾，静室閉氣，多入少出，旬日見功，肢體光澤，經絡快暢。若修煉下功，不必如此。是五臟各有時，一臟旺而一臟弱，一氣盛而一氣衰，損有餘，補不足。五臟既和，百骸自理。百骸自理，萬病不生。萬病不生，千歲可期。

補精　《太上玄鏡》曰：純陽上昇者，謂之氣；純陰下降者，謂之液。氣液相交，注於骨絡之間者，謂之髓。氣液相交出於膀胱之外者，謂之精。内則心、腎、肝、肺、脾，五臟也；大腸、小腸、膀胱、三焦、膽、胃，六腑也。外則毛膚皮髮眼耳鼻舌手足榮衛經絡穴，四體也。精者，心氣在肝，肝自生精；肝精不固，目眩無光。心氣在肺，肺自生精；肺精不實，肌肉清弱。心氣在腎，腎自生精；腎精不滿，神氣減少。心氣在脾，脾自生精；脾精不堅，髮齒自弱。五臟之中，腎爲精海，心爲氣館。真精在腎，餘精自還下田；真氣在心，餘氣自朝中元。思慮愁惱，其

耗氣也，如漏鼎中之氣；淫邪禍亂，其走精也，如析釜下之薪。補下精之道，非但絶色，而房中最急，慎之！

《西山記》曰：天地，萬物之盗。萬物，人之盗。蓋陽昇陰降，物受天地純粹之氣；陰精陽華，人食萬物充實之資。一飲一食，納之於胃，與真氣相合，傳流腎腑。虚氣充盈，對境生心，心火下逼，腎氣不能上昇，左旋右盤，如陽負陰胎，陽戀陽住，陰爲陽逼，復自天來，故天中陰降，一百八十日到地。其陰過乎地者，陰自陽中來。陰抱陽質，陰戀陰住，陽爲陰逼，復自地起。周而復還，并無走失，尚有震動傾側之愆，又况人。腎爲水也，水中生氣，如煙似綫，觸之則斷，撓之則散。眼耳鼻舌身意，六慾傷於外；喜怒哀樂好惡思，七情傷於中。上則重樓走失，下則金龜拋泄。如漏網包風，能無損乎？不知補氣之道，如火消膏，積日復入輪迴。

又曰：氣本無形，必賴有形之軀。形全氣在，自可修補。不擇老幼，所貴至誠，始終如一。天皇聖胎秘用神訣，補氣之上法。達摩胎息至理，補氣之中法。其後因胎住息，因息就胎，扁鵲靈樞，葛洪注胎息，補氣之下法。此外皆非法也。

補益 《洞神真經》曰：養生之道，以不損爲延命之術，以有補爲先。居安慮危，而防未萌。不以小惡爲無傷而不去，不以小善爲無益而不爲。起卧有四時早晚，行止有至和之常制。調和筋脉，有偃仰之方；養正除邪，有吐納之術；流行榮衛，有補瀉之法；節宣勞逸，有與奪之要。忍怒以全陰氣，抑喜以養陽氣。以清虚去其狂慮，以安閑養其真性。雖少年致損，氣弱體枯；年老得悟，防患補益。以氣補氣，氣自有餘；以神補神，神無不足。氣盛而形乃延

長，神住而命自悠久。

《西山記》曰：知至道者，天不殺，服元氣者，地不滅。夫至道不遠，只在己身。用心精微，命自延久。《六玄旨》曰：欲得長生，當修所生。所生之本，始乎精氣，精氣結而爲形。形爲受命之本，氣是有形之根。故午前煉乾，午後煉坤。氣自腎中生，自子時爲始，午時爲終，其氣昇而旺也。所以煉乾者，静坐幽室，閉目冥心，昇身勿動，使氣滿四大，薰蒸其體，榮衛通和，積日氣秀神清。及夫腎氣到心，積氣生液，液自心中生，自午時爲始，子時爲終，其液降而盛也。所以煉坤者，閉目冥心，斂身正坐，以兩手抱腹，降心火於丹田，烹蒸氣海，積日氣旺神清，此補益於氣也。冬避寒，夏避暑。寒避風，暑避熱。動勿勞其肢體，閑勿怠其肌膚。五日一浴，十日一沐。氣旺時勿動，血旺時不息。此補益於氣也。永絶嗜慾，見境不動心者，上也。借假修真，因死求生，形雖交而氣不交，體雖濁而形不濁，不得已而親婦人，勿使走失，時暫棄其情愛，抽身於後，賺心氣以補下元，可以安性命者，次也。三十歲陰陽兩停，而五穀秀氣，無所制作，未免情慾，當五日一度。四十歲者十日一度。五十歲者二十日一度。六十歲一月一度。六十四歲卦盡之年，更不言度也。若高上玄元，欲求長生不死者，可不議此也。此補益於精也。補益形者不若補益精，補益精者不若補益氣，補益氣者不若補益神。補益於神，則形氣永安。古今達士，談益神之道，不爲少矣，往往不見功者，非特出至誠也，神爲主故耳。昔劉綱真人於甲子庚申，生日本命，祭享形神，尚得神聚，長生不死。趙真人於静房空室，調神出殼，如壯士展臂，可千萬里，陰鬼不敢相干，亦得留形住世。况夫補已散之靈氣，益見在之魂

神。禍福預知，神之靈也；死生永除，神之真也。補神之道，有清身養命，絶念忘思，動靜不失時，修煉應其法，丹就而氣自真，氣真而神自益矣。

補損　《十洲雜記》曰：純陰無陽，鬼也；純陽無陰，仙也；陰陽相雜，人也。鬼則陰靈之氣，凝而爲形；仙則陽和之氣不散，煉而爲質；人以陽盡而爲鬼。鬼者，人之歸也。人以陰盡而爲仙。仙者，人之遷也。當其少年陽多陰少之時，不肯修煉，及夫老弱，氣散神衰之後，安得無損。高人上士，憂勤未補之前，戒慎補已損之後。未損者保養不至於損，已損者補益不至於虧。非大道高士，不可議此。

《西山記》曰：人受氣賦形，三百日胎完，與母分體。一千日乳抱。四千日盜物，取天地之計。五千日氣足。故女子十四歲，天癸降而真陰散，男子十六歲，真精滿而陽氣泄。男子之氣，八百一十丈，女子之血，三石六斗。九九八十一，純陽之數，氣之本數也；六六三十六，純陰之數，血之本數也。過此以往，走失耗散，氣以九九而損，血以六六而竭，自然虧損，又況敗壞而不知修養乎！如王侯之府，美女兼千；卿士之家，侍妾數百。晝以醇酒淋其骨髓，夜以房室輸其血氣。耳耽目恣，偃卧不休止，奔走不安居，而又滋味錦繡，大醉入房，不知御神保氣，居無節而精神有限，未及半百已憔悴枯朽也。故真仙上聖，凡所修養有益，惟求無損。一日之忌，暮無大醉。一歲之忌，暮無遠行。終身之忌，暮無燃燭行房。此補損之大略也。五味，人不可無也，戒之偏多。酸損脾，甘損腎，鹹損心，苦損肺，辛損肝。大藥未就，尚有飢渴，一日三次要食，古人所以淡而食之，又不葷腥，恐污口腹也。五臟積滯，用六字氣治之。即《黄庭圖》

之法也。張澄道以此留形住世，王悟真以此治病延年，孫思邈以此修身治人。六字之妙，春不呼，夏不呬，冬不呵，秋不吁。四時常有唏，三焦無不足。八節不得吹，腎腑難得盛。凡有餘則引其子，不足則殺其鬼。此妙古今無知者，西山上聖得其味也。不須禁忌百端，但朝不虚，而暮不實，上也；素無味，淡無葷，次也。何慮四體之不充悦乎？及夫六字氣，有餘引子，不足殺鬼者，肝本吁也。餘則用吁，吁亦不能引肝氣。若引其子，則用呵字瀉心之氣。心氣既行，肝氣自傳也。若肝氣不足則殺其鬼，肺也。肺金剋木，爲妻，而金爲夫，夫乃鬼也。如肝氣弱，必是肺之有餘，必殺其鬼，用呬字瀉之。聰明之士，審達五行生剋，調和其氣，無過不及，而陰陽自正。依時對節，下手行功，默契天機，混合玄理，安有長生之不得，神仙之不成耶？

（《西山群仙會真記》）

第一編　臟腑養生

【提要】道教養生充分吸收中醫養生學的理論精髓，並加以改造，形成了以五臟六腑為基礎、以氣血精神為核心的臟腑養生理論和方法。其中，臟腑是養生的基礎。

在理論上，道教强調指出：『夫生之成形也，必資之於五臟，形或有廢，而臟不可闕；神之為性也，必稟於五臟，性或有異，而氣不可虧。』『人有五臟，生養處其精神。故乃心藏神，肺藏氣，肝藏血，脾藏肉，腎藏志。』『心者，生之本，神之處也；肺者，氣之本，魄之處也；肝者，罷極之本，魂之處也；脾者，倉廩之本，營之處也；腎者，封藏之本，精之處也。至於九竅施為，四肢動用，骨肉堅實，經脈宣行，莫不稟源於五臟，分流於百體，順寒暑以延和，保精氣以享壽。』認為五臟是生命的基礎，是身體强壯的根本，臟腑養生的關鍵是順應四時陰陽變化，以保養精神氣血。

在方法上，臟腑既是道教養生的出發點，又是其歸結處。道教養生的諸多方法都是以臟腑為基點而展開的，同時，各種養生方法的最終目的或效驗，都要使臟腑堅固、精神飽滿、氣血平和，也即使生命的基礎得以加强鞏固。道教認為，臟腑養生的最基本方法，就是要使五臟適應和順從四時陰陽的變化，由此形成了以春養肝、夏養心、秋養肺、冬養腎、四時養脾為特色的臟腑養生法。

一　臟腑總述

黃帝問曰：余聞天以六六之節，以成一歲，人以九九制會，計人亦有三百六十五節以爲天地，久矣。不知其所謂也？岐伯對曰：昭乎哉問也，請遂言之。夫六六之節，九九制會者，所以正天之度、氣之數也。天度者，所以制日月之行也；氣數者，所以紀化生之用也。天爲陽，地爲陰；日爲陽，月爲陰；行有分紀，周有道理，日行一度，月行十三度而有奇焉，故大小月三百六十五日而成歲，積氣餘而盈閏矣。立端於始，表正於中，推餘於終，而天度畢矣。

帝曰：余已聞天度矣，願聞氣數何以合之？岐伯曰：天以六六爲節，地以九九制會，天有十日，日六竟而周甲，甲六復而終歲，三百六十日法也。夫自古通天者，生之本，本於陰陽，其氣九州九竅，皆通乎天氣。故其生五，其氣三，三而成天，三而成地，三而成人，三而三之，合則爲九，九分爲九野，九野爲九臟，故形臟四，神臟五，合爲九臟，以應之也。

帝曰：余已聞六六、九九之會也，夫子言積氣盈閏，願聞何謂氣？請夫子發蒙解惑焉。岐伯曰：此上帝所秘，先師傳之也。帝曰：請遂聞之。岐伯曰：五日謂之候，三候謂之氣，六氣謂之時，四時謂之歲，而各從其主治焉。五運相襲，而皆治之，終期之日，周而復始，時立氣布，如環無端，候亦同法。故曰：不知年之所加，氣之盛衰，虛實之所起，不可以爲工矣。

帝曰：五運之始，如環無端，其太過不及何如？岐伯曰：五氣更立，各有所勝，盛虛之

變，此其常也。帝曰：平氣何如？岐伯曰：無過者也。帝曰：太過不及奈何？岐伯曰：在經有也。帝曰：何謂所勝？岐伯曰：春勝長夏，長夏勝冬，冬勝夏，夏勝秋，秋勝春，所謂得五行時之勝，各以氣命其臟。帝曰：何以知其勝？岐伯曰：求其至也，皆歸始春，未至而至，此謂太過，則薄所不勝，而乘所勝也，命曰氣淫。不分邪僻內生，工不能禁。至而不至，此謂不及，則所勝妄行，而所生受病，所不勝薄之也，命曰氣迫。所謂求其至者，氣至之時也。謹候其時，氣可與期，失時反候，五治不分，邪僻內生，工不能禁也。

帝曰：有不襲乎？岐伯曰：蒼天之氣，不得無常也。氣之不襲，是謂非常，非常則變矣。帝曰：非常而變奈何？岐伯曰：變至則病，所勝則微，所不勝則甚，因而重感於邪，則死矣。故非其時則微，當其時則甚也。

帝曰：善。余聞氣合而有形，因變以正名。天地之運，陰陽之化，其於萬物，孰少孰多，可得聞乎？岐伯曰：悉哉問也，天至廣不可度，地至大不可量，大神靈問，請陳其方。草生五色，五色之變，不可勝視；草生五味，五味之美，不可勝極。嗜慾不同，各有所通。天食人以五氣，地食人以五味。五氣入鼻，藏於心肺，上使五色修明，音聲能彰。五味入口，藏於腸胃，味有所藏，以養五氣，氣和而生，津液相成，神乃自生。

帝曰：臟象何如？岐伯曰：心者，生之本，神之變也，其華在面，其充在血脉，爲陽中之太陽，通於夏氣。肺者，氣之本，魄之處也，其華在毛，其充在皮，爲陽中之太陰，通於秋氣。腎者，主蟄封藏之本，精之處也，其華在髮，其充在骨，爲陰中之少陰，通於冬氣。肝者，罷極之本，魂之居也，其華在爪，其充在筋，以生血氣，其味酸，其色蒼，此爲陽中之少陽，通於春氣。脾、胃、大腸、小腸、三焦、膀胱者，倉廪之本，營之居也，名曰器，能化糟粕，轉味而入出者也，其華在唇四白，其充在肌，其味甘，其色黄，此至陰之類，通於土氣。凡十一臟，取決於膽也。故人迎一盛病在少陽，二盛病在太陽，三盛病在陽明，四盛已上爲格陽。寸口一盛病在厥陰，二盛病在少陰，三盛病在太陰，四盛已上爲關陰。人迎與寸口俱盛四倍已上爲關格，關格之脉羸，不能極於天地之精氣，則死矣。

黄帝問曰：願聞十二臟之相使，貴賤何如？岐伯對曰：悉乎哉問也，請遂言之。心者，君主之官也，神明出焉。肺者，相傅之官，治節出焉。肝者，將軍之官，謀慮出焉。膽者，中正之官，決斷出焉。膻中者，臣使之官，喜樂出焉。脾胃者，倉廪之官，五味出焉。大腸者，傳道之官，變化出焉。小腸者，受盛之官，化物出焉。腎者，作强之官，伎巧出焉。三焦者，決瀆之官，水道出焉。膀胱者，州都之官，津液藏焉，氣化則能出矣。凡此十二官者，不得相失也。故主明則下安，以此養生則壽，殁世不殆，以爲天下則大昌。主不明則十二官危，使道閉塞而不通，形乃大傷，以此養生則殃，以爲天下者，其宗大危，戒之戒之！至道在微，變化無窮，孰知其原！窘乎哉，消者瞿瞿，孰知其要！閔閔之當，孰者爲良！恍惚之數，生於毫氂，毫氂之數，起於度量，千之萬之，可以益大，推之大之，其形乃制。黄帝曰：善哉，余聞精光之道，大聖之業，而宣明大道，非齋戒擇吉日，不敢受也。黄帝乃擇吉日良兆，而藏靈蘭之室，以傳保焉。

黃帝問曰：余聞方士，或以腦髓爲臟，或以腸胃爲臟，或以爲腑，敢問更相反，皆自謂是，不知其道，願聞其說。岐伯對曰：腦、髓、骨、脉、膽、女子胞，此六者，地氣之所生也，皆藏於陰而象於地，故藏而不瀉，名曰奇恒之府。夫胃、大腸、小腸、三焦、膀胱，此五者，天氣之所生也，其氣象天，故瀉而不藏，此受五臟濁氣，名曰傳化之府，此不能久留輸瀉者也。魄門亦爲五臟使，水穀不得久藏。所謂五臟者，藏精氣而不瀉也，故滿而不能實。六腑者，傳化物而不藏，故實而不能滿也。所以然者，水穀入口，則胃實而腸虛；食下，則腸實而胃虛。故曰實而不滿，滿而不實也。帝曰：氣口何以獨爲五臟主？岐伯曰：胃者，水穀之海，六腑之大源也。五味入口，藏於胃以養五臟氣，氣口亦太陰也。是以五臟六腑之氣味，皆出於胃，變見於氣口。故五氣入鼻，藏於心肺，心肺有病，而鼻爲之不利也。凡治病必察其下，適其脉，觀其志意，與其病也。拘於鬼神者，不可與言至德。惡於針石者，不可與言至巧。病不許治者，病必不治，治之無功矣。

（《黃帝內經素問》）

太上大道無極元始天尊謂黃帝曰：子求治人之要而不知治身之術者哉，營他而不營己，修外而不修內，豈不哀哉？黃帝稽首，再拜長跪而對曰：幸哉！幸哉！敢以不肖之軀伏待玄旨，願垂哀救，翹仰聖音。天尊曰：人之生也，建八尺之質，合萬有之軀，外有四肢九竅，內有五臟六腑，各有神主，精禀金火，氣諧水木。五臟者，五神之府，含生之器。神欲安，氣欲寬，導養之妙。火則躁而禮，金則勇而義。躁與勇陰，義與禮陽，陰陽之數也。長陰則殺，長陽則生，生殺之數也。故仰躁行禮義則生，長勇罷禮義則死。外行禮義，內安脾膽，導養之秘也。以忠孝爲先，不識其源，傷生之道；然知其本，靈秘之術。若能安其神，煉其形，攝生得氣，歸正背僞，出其恍惚，入其玄妙，辨補瀉之理，誕延育之方，可昇仙矣。子宜龜鏡焉，道在其中也。黃帝敬授靈訣，專精行之，未逾一紀而神猷先鑒，行腎氣，使心精，步逾玄，含靈契，履入水不溺，入火不焚，氣運於內，神應於外，豈非至真哉。黃帝行是秘法，補六腑，陶煉五精，吐故納新，真氣即徹，後托鑄鼎驪山昇仙去矣。

（《上清黃庭五臟六腑真人玉軸經》）

二　臟腑闡論

肺臟　治肺當用呬，呬爲瀉，吸爲補。

夫肺者，兑之氣，金之精，其色白，其象如懸磬，其神如白獸。肺生魄，化爲玉童，長七寸，持杖往來於肺臟。其神多怒者，蓋發於肺臟也。欲安其魄而存其形者，則當收思斂慾，含仁育義，不怒其怒，不聲其聲，息其生則合乎太和。肺合於大腸，上主於鼻。故人之肺有風則鼻塞也。色枯者，肺乾也。人鼻痒者，肺有蟲也。人之多怖者，魄離於肺也。人之體白點者，肺微也。人之多聲者，肺强也。人之不耐寒者，肺勞也。人好食辛者，肺不足也。人顔色鮮白者，肺無惡也。人大腸鳴者，肺氣壅也。夫肺主商，肺有疾當用呬。呬，肺之氣也。其氣義則抽疾，久以安神。人有怨怒填塞胸臆者，則呬而洩之，蓋自然之理也。向若不呬，必致傷

二　调摄总纲

（《……真人王峰签》）

（《黄帝内经素问》）

敗，獲呬而獲生乎，故病用呬矣。夫人無苦用呬者，不祥也。夫肺處七宮京門，主信，使人方正平直，習武先忠，則魂安形全也。且肺者，秋之用事。秋三月，天地氣明，肅殺萬物，雀卧鶏起，用安至精，公施抑怒改息，兩相形長，秋之道也，逆之則傷肺。常以七月、八月、九月望旭旦，西面平坐，鳴天鼓七，飲玉漿三，然瞑目，吸兑宫白氣，入口吞之，以補呬之損，以正白用，以致玉童餞，則神安思强，氣全體平，百邪不能殃之，兵刃不能害之，延年益壽，名飛仙耳。蓋所謂補瀉神氣、安息靈魂之所致哉。

心臟　治心當用呵，呵爲瀉，吸爲補。

夫心者，离之氣，火之精，其色赤，其象如蓮華，其神如朱鳥。心生神化爲玉女，身長八寸，持玉英出入於心府也。其神躁而無準，人之暴急者，蓋發於心臟也。欲安其神而全其形者，則全忠履孝，輔義安仁，止其風，静其急，息其熾，澄其神，而全其形，則合中和也。心合乎小腸，主其血脉，上主於舌。人之血壅者，心驚也。舌不知味者，心虧也。上智者心有七孔，中智五孔，下智三孔，明達者心有二孔，尋常者有一孔，愚癡者無孔也。多忘者，心神離也。好食苦者，心不足也。多悲者，心傷也。重應者，心亂也。面青黑者，心冰也。容色赤者，心無他惡也。夫心主徵，心有疾當用呵。呵者，心氣也。理其氣體，呵能静其心而和其神，所以人之心亂者則多呵，蓋天全之候也，人皆爲而不知哉。向若不呵，當致憤怒者也。故心疾用呵，除邪氣也。夫心處九宫驚門，主禮，使人樂善好施，恭孝以修仁，則心和而形全也。且夫心者，夏之用事也。天地氣交，萬物華結，玄寢丑起，無厭於養，英成實長，夏之德也，逆之則傷心。常以四月、五月、六月弦朔清旦，南面端坐，叩金梁九，漱玄泉三，静思想吸離宫之赤氣，入口三吞之，以補呵之損，植其靈府，開心穴，餌火離，濯玉女，神平體安，衆殃不害，金火不能傷，治神之靈也。

肝臟　治肝當用噓，噓爲瀉，吸爲補。

夫肝者，震之氣，木之精，其色青，其象如懸瓠。肝生魂，其神如龍，化爲二玉女、玉童，一青衣，一黄衣，各長一寸，一負龍，一持玉漿，出入於肝臟也。其神好仁，人之行惠者，蓋發於肝也。欲安其魂而延其齡者，則當澤被蒟棘，恩覃庶類，而後全其生，則合乎太清者也。肝合於膝，上主於目，肝盛則目赤，又主於筋，肝虧則筋急。皮枯者，肝熱也。肌肉黑黯者，肝風也。好食醋味者，肝不足也。色青者，肝盛也。手足汗者，肝無他惡也。毛髮枯者，肝傷也。夫肝主角，故肝有疾者，當用噓。噓者，肝之氣也。其氣仁也，故除毁痛。人之有傷痛者，則噓之以止痛，皆自然之驗也，不以爲靈哉？此之至理也，通玄之道。且肝之主春，春之用事。春三月，天地氣生萬物，花葉繁茂，人及芻萌，順陽之道也，逆之傷肝也。傷之則毛骨不榮也。常以正月、二月、三月寅時，東向平坐，叩齒三通，閉氣七息，吸震宫之青氣，三吞之，以補噓之損，以享青之祝，以致二童之饌。木精乘王，則肝歡寡憂，精之妙也。

脾臟　治脾當用呼，呼爲瀉，吸爲補。

夫脾者，坤之氣，土之精，其色黄，其狀如覆盆。脾主意，其神如鳳，化爲玉女，長六寸，循環於脾臟也。其神多疾妒，人之疾妒蓋起於脾臟也。土無正形，故妒之無準也，婦人則妒

劇者，乘陰氣也。欲安其神，則當去慾寡色，少思屏慮，長其土德而後全其生也，則合乎太陰。脾連胃，上主於口，消穀之腑也，如磨之轉，化生而入熟也。食不消者，脾不轉也，食堅硬之物，磨之不化也。人不欲食詑便卧，其脾則側不轉，食堅物生食不化，則爲宿食之患也。故臟不調則傷脾，脾臟不調則傷質，質神俱損則傷人之速。故人之不欲食生硬堅澀之物，全人之道也。人不欲食，爲脾中有不化食也。多惑者，脾識不安也。多食者，脾虚也。食不下者，脾塞也。無顔色者，脾傷也。好食甘者，脾不足也。顔色鮮滑者，脾無他惡也。夫脾主於中宫，土也，故脾之有疾，當用呼。呼者，能引脾疾，故人之中熱，則呼之以驅熱温之弊也。向若不呼，則熱氣壅於内，陰息於外，致憤悶之患，形何而安哉？

夫脾者位寄於二宫，主義也，使人寬舒廣大，屈己濟人，以利不争者也。且脾之無定，寄王四季，隨六氣助成萬物，脾育腸胃，義之道也。不以自專爲德，不以物競爲功，長坤之理，逆之則傷脾。常以四季月末十八日旭旦，正坐中宫，禁氣五息，鳴天鼓七，吸土宫之黄氣，入口五吞之，補呼之損，歃玉醴以致神之味，以補於脾，以佐神氣，則入山不畏虎狼，登險不懼顛蹶者，行氣之精也。

腎臟　治腎當用吹，吹爲瀉，吸爲補。

夫腎者，陰之精，坎之氣，其色黑，其象如圓石，其神如白鹿，兩頭，化爲玉童，長一尺，出入於腎臟。其神和也，人之柔順者，蓋發於腎臟也。欲安其神，則當仁德平廣，膏潤萬物，長其精，順其志，而後全其生形則合乎太清者也。腎合於骨，上主於齒，痛者腎傷也。又主於耳，夫人骨痛者，腎虚也。耳不聞者，腎虧也。齒多楚者，腎虚也。齒黑齰者，腎風也。耳痛者，腎氣壅也。腰不伸者，腎冰也。色黄者，腎衰也。容色紫光者，腎無他惡也。骨鳴者，腎羸也。夫腎主羽，人之有疾當用吹。吹者，腎之氣，能抽腎之疾。故人之積氣衝臆者，則强吹也。腎氣沉滯，吹徹則通。且腎者，冬之用事。冬三月，乾坤氣閉，萬物伏藏，戌寢寅起，與玄陰並，外陰内陽，以養骨齒，以治其神，逆之則傷腎。常以十月、十一月、十二月，面北平坐，鳴金梁七，飲玉泉三，吸玄宫之黑氣，入口久吞之，以補吹之損，以符呦鹿之詞，以致玉童之饌，益腎氣，神和體安，則群妖莫害，則致長生之道矣。

膽臟　膽有疾當用嘻，嘻爲瀉，吸爲補。

夫膽者，金之精，水之氣，其色青，其象如懸瓠，其神如龜蛇，化爲玉童，長一尺，戟其手奔馳於膽臟。其神勇，人之勇决者，蓋發於膽臟也。欲安其神，當息忿寢争，與仁輔義，其後全生也。膽合於膀胱，上主於毛髮。毛髮枯者，膽損也。髮燥者，膽有風也。無懼者，膽洪大也。顔貌青光者，膽無他惡也。爪甲乾者，膽虧也。毛焦者，膽熱也。無事淚出者，膽勞也。好酸者，膽不足也。

夫膽寄於坎宫，使人觀智慕善，屏邪去佞絶姦，治方直也。且膽者，生於金，金生於武，故多勇，且抑之大吉。夫膽乘陰之氣，表金之精，故主於殺。殺則悲，故人之悲者，金生於水，目中墮淚。夫心主火，膽主水，火主辛，水主苦，所以人有弊者，即言辛苦，故爲水火二氣相背，則火得水而煎，陰陽交争，水勝於火，故目淚出。淚，類也，苦而出，故名曰淚。夫悲啼號

泣，其稱聲苦者，爲淚出於膽，而以苦爲詞也。膽水也，而主於陰；目明也，而主於陽。陰從陽，故從目出。常以孟月端居，正思北吸玄宮之黑氣，入口九吞之，以補嘻之損，以食龜蛇之味，飲玉童之漿，然後神治體和，顛不能犯，邪莫之向，膽氣所致也。

夫庸愚之人，不信玄妙，謗訕真理，深可悲哉，自取傷毀。儻有一夫而稍有膽氣而亦遇妖怪非常之靈，則怒目切齒神强膽正者，必伏冥神也，豈非神氣所用哉！何不信之？凡叩齒爲瀉抽。一云，閉氣漱泉爲補益六腑之精，此亦爲瀉也，非冥呼吸獨稱瀉耳。

黄帝跪受，不勝涕淚，叩頭頓首，啓太上大道天始天尊曰：敬奉玄妙之旨，豈期肉人遭遇先會，起窮骨於億載，刻肌粉骨，無酬聖造，藏之胸中矣，天地長久不敢忘也。

天尊曰：子有仙骨，授此玄要，欲答吾恩，勿妄傳無識也。黄帝敬受尊旨，不敢違授。

岐伯曰：夫人之受天地之氣生，氣之來也謂之精，精之媾也謂之靈，靈之變也謂之神，神之化也謂之魂，隨魂往來謂之識，並精出入謂之魄，管生精魄謂之心，心有所從謂之情，情有所屬謂之意，意有所指謂之志，志有所慮謂之思，思而遠慕謂之慮，慮而用事謂之智。智者，此諸見者，蓋精神、魂魄、意志、思慮、情智、見識之所用也。

抱朴子曰：一人之貌含天地之象。其在身矣，則胸脅爲宫室，四肢爲郊境，頭圓象天，足方象地，左目爲日，右目爲月，髮爲星辰，齒爲金玉，大腸爲江河，小腸爲川瀆，兩乳臍膝爲五嶽，肝膽脾肺心爲五行，故修道者常理之。若不修緝，必致毀敗，榮衛不通，血氣不流，齒髮不堅，五臟不調，則傾化隨及，故至人修其毀，治其無疾。

黄帝曰：人之五臟各有神府，各修道治，煉氣存神，去邪歸吾，正道可見也。

《元始天尊太玄真經》曰：喜怒損性，哀樂傷神，性損害生，神傷侵命，氣全體平，神安形逸，此全生訣也。

六

（《上清黄庭五臟六腑真人玉軸經》）

五臟論　夫生之成形也，必資之於五臟，形或有廢，而臟不可闕；神之爲性也，必稟於五臟，性或有異，而氣不可虧。是天有五星，進退成其經緯；地有五嶽，静鎮安其方位；氣有五行，渾化弘其埏埴；人有五臟，生養處其精神。故乃心藏神，肺藏氣，肝藏血，脾藏肉，腎藏志。志意通内連骨髓，而成身形矣。

又：心者，生之本，神之處也；肺者，氣之本，魄之處也；肝者，罷極之本，魂之處也；脾者，倉廪之本，營之處也；腎者，封藏之本，精之處也。至於九竅施瀉，四肢動用，骨肉堅實，經脉宣行，莫不稟源於五臟，分流於百體，順寒暑以延和，保精氣以享壽。

且心爲諸臟之主，主明則運用宣通，有心之子，安可不悟其神之理邪？臟有要害，不可不察。肝生於左，肺生於右，心部於表，腎位於裏，脾爲之使，胃爲之市。心爲之汗，肺爲之涕，肝爲之淚，脾爲之涎，腎爲之唾，是謂五液。心爲噫，肺爲咳，肝爲語，脾爲笑，腎爲嚏。天氣通於肺，地氣通於肝，雷氣通於心，穀氣通於脾，雨氣通於腎。

五臟各有所合：心之合，脉也，其榮色也；肺之合，皮也，其榮毛也；肝之合，筋也，其榮爪也；脾之合，肉也，其榮唇也；腎之合，骨也，其榮髮也。

五臟各有腑，臟爲陽，腑爲陰。五臟者，藏精神而不瀉也，故滿而不能實；六腑者，受水穀而不留，故實而能滿。夫小腸爲心之腑，大腸爲肺之腑，膽爲肝之腑，胃爲脾之腑，膀胱爲腎之腑。六腑者，各有其應；小腸者，脉其應也；大腸者，皮其應也；膽者，筋其應也；胃者，肉其應也；三焦、膀胱者，腠理、毫毛其應也。

十二臟之相使者：心者，君主之官也，神明出焉；肺者，相傅之官也，治節出焉；肝者，將軍之官也，謀慮出焉；膽者，中正之官也，決斷出焉；膻中者，臣使之官也，喜樂出焉；胸中，上焦之門户也；脾胃者，倉廩之官也，五味出焉；大腸者，傳道之官也，變化出焉；小腸者，受盛之官也，化物出焉；腎者，作强之官也，伎巧出焉；三焦者，決瀆之官也，水道出焉；膀胱者，州郡之官也，津液藏焉，氣化則能出矣。凡此十二官，不得相失也。故主明則下安，以此養生則壽，没世不殆；主不明則十二官危，使道閉塞而不通，形乃大傷，以此養生則殆也。

《修真精義雜論》

水火論 呂曰：人之長生者，煉就金丹。欲煉金丹，先採黄芽。欲得黄芽，須得龍虎。所謂真龍出於離宫，真虎生於坎位。離坎之中而有水火。水火者何也？鍾曰：凡身中以水言者，四海五湖，九江三島，華池瑶池，鳳池天池，玉池崑池，元潭閬苑，神水金波，瓊液玉泉，陽酥白雪，若此名號，不可備陳。凡身中以火言者，君火、臣火、民火而已。三火以元陽爲本，而生真氣。真氣聚而得安，真氣弱而成病。若以耗散真氣而走失元陽，元陽盡，純陰成，

元神離體，乃曰死矣。

呂曰：人身之中，以一點元陽，而興舉三火。三火起於群水衆陰之中，易爲耗散而難炎熾。若此陽弱陰盛，火少水多，令人速於衰敗而不得長生，爲之奈何？鍾曰：心爲血海，腎爲氣海，腦爲髓海，脾胃乃水穀之海，是此四海者如此。五臟各有液，所主之位，東西南北中，是此五湖者如此。小腸二丈四尺，而上下九曲，乃曰九江。小腸之下，元潭之説如此。頂曰上島，心曰中島，腎曰下島。三島之内根源閬苑之説如此。華池在黄庭之下，瑶池出丹闕之前，崑池上接玉京，天池正衝内院，鳳池乃心肺之間，玉池在唇齒之内。神水生於氣中，金波降於天上。赤龍住處，自有瓊液玉泉。凡胎換後，方見陽白雪酥。澆灌有時，以沃炎盛。先曰玉液，次曰金液，皆可以還丹。抽添有度，以應沐浴。先曰中田，次曰下田，皆可以煉形。玉蘂金花，變就黄白之體；醍醐甘露，煉成奇異之香。若此水之功效。及夫民火上昇，助腎氣以生真水；腎火上昇，交心液而生真氣。小則降魔除病，大則煉質燒丹。用周天則火起焚身，勒陽關則還元煉藥。別九州之勢以養陽神，燒三尸之累以除陰鬼。上行則一撞三關，下運則消磨七魄。煉形成氣而輕舉如飛，煉氣成神而脱胎如蜕。若此皆火之功效也。

呂曰：始也聞命，所患者火少水多而易衰敗，次聽高論，水火有如此之功驗。畢竟如何造化，使少者可以勝多，弱者可以致强？鍾曰：二八陰銷，九三陽長。赫赤金丹，指日可成。七返九還，而胎仙自化者也。真氣在心，心是液之源。元陽在腎，腎是氣之海。膀胱爲民火，不止於民火不能爲用。而膀胱又爲津液之府。若以不達天機，罔測玄理，奉道之士，難爲造

化，不免於疾病死亡者矣。

吕曰：所謂造化，使陽長陰消。金丹可成而胎仙自化者何也？鍾曰：人之心腎，相去八寸四分，乃天地定位之比也。氣液太極相生，乃陰陽交合之比也。一日十二時，乃一年十二月之比也。心生液，非自生也，因肺液降於心液行。液行夫婦，自上而下，以還下田，乃曰婦還夫宫。腎生氣，非自生也，因膀胱氣昇而腎氣行。氣行子母，自下而上，以朝中元，乃曰夫返婦室。肝氣導引腎氣，自下而上，以至於心。心火也，二氣相交，薰蒸於肺，肺液下降，自心而來。皆曰心生液，以液生於心而不耗散，故曰真水也。肺液傳送心液，自上而下，以至於腎。腎水也，二水相交，浸潤於膀胱。膀胱氣上昇，自腎而起，皆曰腎生氣。以氣生於腎而不消磨，故曰真火也。真火出於水中，恍恍惚惚，其中有物，視之不可見，取之不可得也；真水出於火中，杳杳冥冥，其中有精，見之不能留，留之不能住也。

吕曰：腎水也，水中生氣，名曰真火。火中何者爲物？心火也，火中生液，名曰真水。水中何者爲精？火中之物，水中之精，既無形狀可求，縱求之而又難得，縱得之而又何用？鍾曰：前古上聖道成，不離於此二物交媾而變黄芽，數足胎完以成大藥，乃真龍真虎者也。

（《鍾吕傳道集》）

朱提點内境論 人有咽、有喉，咽則咽物，喉則通氣，二竅各不相離。喉在前，咽在後，喉主出納，咽則吞之而已。喉字從侯。自内出者，喉達之於外；自外入者，喉達之於内；所謂呼者因陽出，吸者隨陰入。咽則因物而後嚥焉，故咽字從因。咽應地氣，爲胃之係，下連胃

院，爲水穀之路。自咽門而入於胃，咽爲扼要之地，又謂之嗌焉。喉應天氣，爲肺之係，下接肺經，爲喘息之道。自喉嚨而通於肺。肺下無竅，四有空行，以分布清濁之氣而爲氣管。肺之下有心，心之下有膈膜，與脊膂周回相著，遮蔽濁氣不上薰於心。肺所謂膻中也。膈膜之下有脾、胃、肝、膽焉。脾者土也，居胃之上，與胃膜相連，所以埤諸胃。肝者木也，陰未退，聽吁之而出，故其治在左，其位在右。胃之下有小腸，小腸之右有大腸，大腸之側膀胱也。小腸爲受盛之官，化物出焉。凡胃中腐熟水穀，其氣自胃之上口曰賁門傳於肺，播於諸脉，其滓穢自胃之下口曰幽門傳入於小腸，自小腸下口曰闌門泌别，而水入膀胱，其滓穢則入大腸。大腸以其四屈而受小腸之穀，所謂傳送之官也。膀胱一名胞，胞者軳也，以虚受水爲津液之府，故云膀胱者，胞之室也。膀胱不利爲癃，不約爲遺溺。心有大者、邪者、直者、有竅者、無竅者，了無相似。真心不受邪，其病者心包也，所謂手心主是也。在心下横膜之上，堅膜之下，與横膜相黏而黄脂漫包者真心也；其漫脂之外有細筋膜如絲，與心肺相連者包絡也。肝有獨葉者，有二葉者，有三葉者。腎有二，精所舍也。以腎爲事，元氣屬焉，形如江豆相並而曲附於脊膂，外有脂裹，裹白外紫，有絲二道，上繫於心，下連於腎，通而爲一，所謂坎南離北，水火相感。腎雖有二，其一曰命門，與臍相對。《黄庭》云：兩部水王對生門。又曰：後有密户前生門。生門者臍也。嬰兒在母腹中取氣於臍管，母呼亦呼，母吸亦吸，正與密户相對。所謂臍者如此，與煙蘿子圖不差矣。近世刑人於市，剖而見之，乃云喉中有三竅，一水一食一氣，其誣甚矣。又云腎一在肝之右微下，一在脾之左微上，乃以煙蘿子圖爲

非，豈知足厥陰受病，則舌捲而卵縮，況刀鋸之恐耶。

三丹三田論　氣中生神，神在上丹。精中生氣，氣在中丹。真水真氣，合而成精，精在下丹。上田神舍，中田氣府，下田精區。

外丹內丹論　氣象於天地，變通於陰陽。陽龍陰虎，水液金精，二氣交合而成者，謂之外丹。含和煉藏，吐故納新，上入泥丸，下注丹田，中朝絳宮，此乃謂之內丹。內丹可以延年，外丹可以昇舉，學道者宜勉之。

（《體殼歌》）

三　四時臟腑養生

（一）春季臟腑養生

肝臟春王　肝屬東方木，爲青帝神，形如青龍，象如懸瓠。肝者，干也，狀如枝幹，故謂之肝。重四斤四兩，在心下，有七葉，左三葉，右四葉。肝爲心母，爲腎子。肝下有三魂，名爽靈、胎光、幽精。夜卧及平旦叩齒三十六通，呼肝神及三魂神也。目爲之宮，左目爲甲，象日，屬陽；右目爲乙，象月，屬陰。肝放液爲泪，腎邪入肝則多泪。膽爲之腑，膽合於肝，在肝短葉下。《黃庭經》云：肝氣鬱勃清且長，羅列六腑生三光。心精意專內不傾，上合三焦下玉漿。其聲角，其性仁，其味酸，其臭膻。心邪入肝，則惡膻物。其蟲鱗，凡有鱗之類皆屬東方也。肝神好行仁惠，傷閔蓋發於肝也。肝神喜悅病不生，肝聞悲傷則有泪，泪出於肝也。春

之三月，木王，天地氣生，萬物榮茂，欲安其神者，當澤被群芻，恩霑庶類，無竭川澤，無漉陂池，以安萌芽，以止傷殺，以合乎太清，以順天地發生之氣，夜卧早起，而合乎道。若逆之則毛骨不榮，金氣相克，衆疾生矣。有疾而難治，爲春夏之患耳。

肝神名龍煙，字含明。肝之狀，其色青，其象如懸匏，其神如龍　肝合於膝上，主於目，肝盛目赤。又主於筋，筋急者，肝虧也。皮枯者，肝熱也。肌骨斑點者，肝風也。面色青者，肝盛也。好食酸味者，肝不足也。毛髮枯者，肝傷也。肺邪入肝則多笑。手足多汗，肝無疾也。肝氣逆則頭痛，耳鳴，昏昏多睡，小腹微痛，視物不明，飛蠅上下。凡丈夫五十已上，腎氣衰減，不應於肝，所以眼暗。將攝若乖，則眼赤目癢。肝被陰邪侵則夢見林園竹木，或見著青，或在水邊，見龍蛇禽獸奔走趁驚怕，可用噓以去之。平旦叩齒九通，以鼻引清氣，輕噓三十六遍，以治肝之一切煩熱。

（《四季攝生圖》）

相肝臟病法　肝熱者，左頰赤。肝病者，目奪而脅下痛引小腹，令人喜怒。肝虛則恐，如人將捕之。實則怒。虛則寒，寒則陰氣壯，夢見山林。肝氣逆，則頭痛脅痛，耳聾頰腫。肝病欲散，急食辛以散，用酸以補之。當避風，肝惡風也。肝病臍左有動氣，按之牢若痛，支滿淋溲，大小便難，好轉筋。肝有病，則昏昏好睡，眼生膜，視物不明，飛蠅上下，胬肉扳睛，或生暈膜，冷泪，兩角赤癢，當服升麻散。

修養肝臟法　以春三月朔旦，東面平坐，叩齒三通，閉氣九息，吸震宮青氣入口，九吞

之，以補肝虚受損，以享青龍之榮。

六氣治肝法《秘訣》曰：噓以治肝，要兩目睁開爲之，口吐鼻取，不使耳聞 治肝臟用噓法，以鼻漸漸引長氣，以口噓之。肝病用大噓三十遍，以目睁起，以出肝邪氣，去肝家邪熱，亦去四肢壯熱，眼昏胬肉，赤紅風癢等症。數噓之，綿綿相次不絶爲妙。疾平即止，不可過，多爲之則損肝氣。病止又恐肝虚，當以噓字作吸氣之聲以補之，使肝不虚，而他臟之邪不得以入也。大凡六字之訣不可太重，恐損真氣。人能常令心志内守，不爲怒動而生喜悦，則肝病不生。故春三月木旺，天地氣生，萬物榮茂，欲安其神者，當止殺傷，則合乎太清，以順天地發生之氣；夜卧早起，以合養生之道。

（《遵生八箋》）

膽臟 膽者金之精，水之氣，其色青，其神形如龜蛇，象如懸瓠，附著肝短葉下。膽者，敢也，言人膽氣果敢。重三兩三銖，爲肝之腑。若據膽則不在五臟之數，歸於六腑，緣膽下亦受水氣，與坎宮同道，又不可用六腑，故别立膽臟。人之勇决者，蓋發於膽臟也。合於膀胱，亦主於毛髮。《黄庭經》云：主諸氣力攝虎兵，外應眼瞳鼻柱間，腦髮相扶與俱鮮。膽部與五臟相類也。且膽寄於坎宮，使人慕善知邪，絶姦止佞，欲行直道。膽主於金，金主於殺，故多勇殺之氣。萬物殺者則悲，故人悲者金生於水，是以目有泪也。心主火，膽屬水，火得水而滅，水得火而煎，陰陽交爭，水勝於火，目有泪也，泪出於膽。膽水主目瞳，受木精二合，男子五十目暗者，腎氣衰，膽精減而可補其腎。長於肝，欲安其神，當息忿爭，行仁輔義，後乃全其生也。

膽神名龍耀，字威明。膽之狀，其色青，其象如懸瓠，其神如龜蛇 膽合於膀胱，上主毛髮。髮枯者，膽損也。膽有病太息，口乾，心中澹澹，似被人捕逐者，傾也。膽實則傷熱，熱則精神不守，起卧無定；膽虚則傷寒，寒則或畏，頭眩不敢獨卧。爪甲乾者，膽虧也。無懼者，膽洪實也。無故泪出者，膽虚也。好食苦物者，膽不足也。髮燥者，膽風也。毛焦者，膽熱也。顏色青光者，膽無病也。夢見與人鬭爭鬼交者，膽衰也。膽有病，用嘻以去之。平旦叩齒九通，以鼻引清氣，輕嘻三十遍，以去膽之病，過多則損也。

（《四氣攝生圖》）

修養膽臟法 當以冬三月端居静思，北吸玄宫之黑氣入口，三吞之，以補嘻之損，用益膽之津。

相膽病法 膽之有病，大率口苦、嘔酸涎，心中驚恐，若人捕之者。膽實，精神不守，卧起無定；虚則傷寒，寒則畏恐，頭眩虚弱，爪髮皆枯，目中出泪，膀胱連腰小腹作痛。膽與肝合道，膽有藥治，與肝臟同方。

治膽腑吐納用嘻法 膽病以嘻出以吸補之法：當側卧，以鼻漸引長氣嘻之，即以嘻字作微聲，同氣出之也。去膽病，除陰臟一切陰乾盗汗，面無顏色，小腸膨脹，臍下冷痛，口乾舌澀。數嘻之乃愈。

（《遵生八箋》）

〔二〕夏季臟腑養生

心臟夏王　心屬南方火，爲赤帝神，形如朱雀，象如倒懸芙蓉。心者，纖也，所納纖微無不貫注，變水爲血。重十二兩，中有七孔、三毛。上智之人心穴通明，心有七孔。中智之人心穴通氣，五孔。下智之人氣明，俱不通，心乃無孔，無智慧而多狡詐。心爲肝子，爲脾母。舌爲之宮闕，竅通耳。左耳爲丙，右耳爲丁。於液爲汗，腎邪入心則多汗。其味苦，人之傷恨自知苦，皆發於心也。小腸爲心之腑，與心合。《黃庭經》云：心部之宮蓮含花，下有童子丹元家。主適寒熱榮衛和，丹錦緋裳披玉羅。其聲徵，其臭焦，人有不暢之事，多云心焦，蓋天使然也。其性禮，其情樂，其蟲羽，凡有羽之類皆屬南方也。其神躁而無準，人之暴急乃發於心也。夏之三月火王，萬物化實，欲安其神者則含忠履孝，輔義安仁，定其火，息其熾，澄其心，和其神，止聲色，薄滋味，可以居高明，可以遠眺望，而後合乎中和，以順天地之氣，早卧早起，無厭於日，順於正陽，以消暑氣，逆之則腎臟爭分，水火相克也。

心神名丹元，字守靈。心之狀，其色赤，其象如蓮花，其神如朱雀　心合小腸，主其血脉，主於舌。舌不知味，心虧也。血壅者，心驚也。多忘者，神離心也。多悲者，心傷也。憂重語者，心亂也。面色青黑者，心冰也。好食苦者，心不足也。容色赤者，心無疾也。心有病則口乾舌强，喉中痛，口中生瘡。心合於小腸，主血脉，亦主於舌，故人之中風者，多心舌澀，主於心也。心有疾，則寒不時，魂神不安，小便多赤，唇口色變，氣力不足，言笑不時，夢見爐火冶之物，赤衣及裸形人，見血光及狼犬相逐，忽身居危險，見兵甲之類，用呵以治之。平旦端坐，叩齒九通，以鼻引清氣，輕呵三十六遍，治心之勞，多則損。

（《四季攝生圖》）

相心臟病法　心熱者，色赤而脉溢，口中生瘡，腐爛作臭，胸膈、肩背、兩脅、兩臂皆痛。心虚則心腹相引而痛，或夢刀杖火焰、赤衣紅色之物、爐冶之事以恍怖人。心病欲濡，急食鹹以濡之，用苦以補之，甘以瀉之。禁濕衣熱食，心惡熱及水。心病當臍上有動脉，按之牢若痛，更苦煩煎，手足心熱，口乾舌强，咽喉痛，嚥不下，忘前失後，宜服五參丸。

秦艽七錢　人參七錢　丹參七錢　玄參一兩　乾薑三錢　沙參四錢　酸棗仁七錢

右爲末，蜜丸。空心，人參湯服三、四十丸，日再服。

修養心臟法　當以四月、五月弦、朔清旦面南端坐，叩齒九通，漱玉泉三次，靜思注想，吸離宫赤氣入口，三吞之，閉氣三十息，以補呵氣之損。

六氣治心法　治心臟用呵，以鼻漸長引氣，以口呵之，皆調氣如上，勿令自耳聞之。若心有病，大呵三遍。呵時以手交叉，乘起頂上爲之，去心家勞熱，一切煩悶。疾愈即止，過度即損，亦須以呵字吸旺氣以補之。

黃帝製夏季所服奇方　黃帝曰：夏三月服何藥？岐伯曰：以補腎茯苓丸，能治男子内虚，不能飲食，健忘，悲憂不樂，喜怒無常，四肢浮腫，小便赤黃，精濁淋瀝，絞痛，膀胱冷痛，陰囊濕癢，口渴飲水，腹脹，皆犯五勞七傷，宜服此方。

茯苓五錢，食不消加一錢　杜仲五錢，腰痛加一錢　山茱萸四錢，濕癢加五分　附子二錢，有風加五分　牡丹皮四錢，

腹中游風加一錢　澤瀉三錢，水氣加五分　桂三錢，顏色不榮加五分　山藥五錢，頭風加一錢　地黃四錢，秋冬加一錢　細辛二錢，目昏加一錢　石斛四錢，陰濕加一錢　菘蓉三錢，痿黃加五分　生薑二錢

右一十三味，共爲末，煉蜜爲丸，如桐子大。每服七丸，日再服。忌房事、生冷、豬魚等食。

（《遵生八箋》）

脾臟王四季　脾臟屬中央土，王四季，爲黃帝神，形如鳳凰，坤之氣，土之精，象如覆盆。脾者，裨也，裨助胃氣。在心下三寸，重一斤三兩，闊三寸，長五寸。脾爲心子，爲肺母。外通眉闕，能制謀、意辯，皆脾也。口爲之宮。其神多，嫉妒蓋起於脾也。脾無定形，主土陰也。妒亦無準，婦人多妒，乃受陰氣也。若食熟軟之物，則全身之妙道也。脾如磨之轉化食，食不消是脾不轉也，堅硬之物乃難化也。若食訖便臥，脾則側，側則不化食，乃爲宿食之患。若勞形之人猶可，若年過五十或閑樂之人，故自掇其患也。脾氣通和則口知五味，脾氣有病則唇黑口乾，不思食，不知五味。《黃庭經》云：脾長一尺掩太倉，中部老君治明堂。其聲宮，其性信，其味甘，其臭香。心邪入脾，則不聞香氣。其蟲裸，主於吞。脾生於中宮，脾居左脅，主於唇口，口爲戊，舌爲己，合於肉，榮於唇。臟不調即傷於脾，脾不調則傷質，質神俱損則傷人之中風，口涎舌硬，乃爲脾氣受邪也。當四季月末十八日，少思屏慮，屈己濟人，不爲利爭，不爲陰賊，不與物競，不以自強，恬和清虛，順神之德，而後全其生，逆之則脾腎受邪，土木相克也。

脾神名常在，字魂庭。脾之狀，其色黃，其狀如覆盆，其神如鳳　脾與胃合爲腑，居左脅，寄二宮，六氣助，王於四季，轉化其生而入於熟也。食不消者，脾不轉也。多食者，脾虛也。不顧食者，脾中有不化食也。食不下者，脾塞也。面無顏色者，脾虛之也。好食甘物者，脾不足也。多惑者，脾識不安也。有風及肺疾者，食多乃脾虛也。肌肉鮮白滑者，脾無疾也。脾聲主宮，宮爲五音之長，律應黃鐘，脾聞樂則磨。脾是元氣之本。宮居太阿，色黃體重。土王六月，亦寄四季，有身沉力弱不欲食，身上習習如游風，心中自悶而色痿黃，夢見動土，或在野壙，及見道士身居城壘，童兒共行，可用呼以去之。平旦叩齒六通，微以鼻引清氣，呼三十遍，以去脾之壅滯，過多亦損。

六氣法　上熱呵心火，眼昏噓自治；肺寒呬即效，耳病著心吹；脾胃常呼吸，三焦滯處嘻；山中無藥物，見此是良醫。

噓、呵、呬、吹、呼、嘻，此六字去五臟諸疾。比者方書亦多乖錯，今尋討修養經書，究窮義理，此六字定矣。若臟腑有疾，但澄心定意，想氣存思，微微噓呵，邪氣自然消散，所言止三十遍過多亦損者，此大約言之，亦無準定。稍覺舌關清冷，則疾已過矣。

脾有病即氣滿衝心，四肢虛腫，宜服訶梨勒丸。方：

訶梨勒皮七分　山藥　牡丹皮　澤瀉　山茱萸　茯苓　蓽撥　芎藭各八分　乾薑五分

右熬擣爲末，煉蜜丸如梧桐子大。空心，棗湯下三十丸。

（《四氣攝生圖》）

修養脾臟法　當以夏季之月朔旦，并三季後十八日，正坐中宫，禁氣五息，鳴天鼓二十四通，注曰：鳴天鼓者，以兩手抱腦後，用中食二指起復互换各二十四下。吸坤宫黄氣入口，十二吞之，以補呼之損也。

相脾臟病法　脾熱者，鼻赤黄而肉臑。脾虚則腹脹鳴，成溏痢，食不消化。脾風則多汗惡風，體上游風習習，四肢無力，舉動懈怠，不思飲食，足不能行，脚下脹痛。脾惡濕，食苦以燥之。又云：脾病欲緩，食甜以補之，苦以瀉之。脾病當臍下有動氣，按之牢若痛，苦逆氣，小腸急痛，下泄，足重脛寒，兩脅脹滿，時作嘔吐，氣滿充心，四肢浮腫，宜服訶梨勒丸。

乾地黄一錢　牡丹皮一錢　薯蕷八分　澤瀉八分　茯苓八分　川芎八分　山茱萸九分　乾薑三分　訶梨勒皮七分　蓽撥三分

右爲末，煉蜜爲丸，如桐子大。空心，地黄湯下二十丸。

六氣治脾法　治脾臟吐納用呼法：以鼻漸引長氣以呼之。病脾大呼三十遍，細呼十遍，呼時須撮口出之，不可開口。能去冷氣，壯熱，霍亂，宿食不化，偏瘋麻痹，腹内結塊。數數呼之，相次勿絶，疾退即止，過度則損。

脾臟四季食忌　六月勿食吴茱萸，令人患赤白痢。四季勿食脾、肝、羊血。脾病宜食米、棗、葵，禁酸味。

（《遵生八箋》）

〔三〕秋季臟腑養生

肺臟秋王　肺屬西方金，爲白帝神，形如白獸，象如懸磬，爲五臟之華蓋。肺者，勃也，言其氣勃鬱。重三斤三兩，六葉兩耳，共八葉。肺爲脾子，爲腎母。肺下有七魄，如嬰兒，名尸狗、伏矢、雀陰、吞賊、非毒、除穢、臭肺。夜卧時及平旦叩齒三十六通，呼肺神名及七魄名，以安五臟神，鼻爲之宫，左孔爲庚，右孔爲辛，在氣爲咳，在液爲涕，上通氣至腦户，下通氣至脾中，是以諸氣屬肺。久卧傷肺，肺爲呼吸之根源，爲傳送之宫闕，腎邪入肺則多涕。大腸爲肺之腑，與肺合。其榮毛髮也，枯落者，肺衰也。《黄庭經》云：肺部之宫似華蓋，下有童子坐玉闕。七元之子主調氣，外應中嶽鼻齊位。其聲商，其味辛，其臭腥。心邪入肺，則惡腥物。其性義，其情怒，其津唾，肺勞則多唾。秋之三月，金王，主殺，萬物枯損。欲安其魄而存其形者，當含仁育物，施恩斂容，陰陽分形，萬物收殺，雀卧鷄起，待秋分定後，斬殺必當，無留有罪，乃順陰氣所傷而長肺之剛，順之則邪氣不侵，逆之則五臟乖矣。

肺神名皓華，字虚成。肺之狀，其色白，其象懸磬，其神如白獸　肺合大腸，外形於鼻，肺有風則鼻塞。面色枯者，肺乾也。鼻癢者，肺有蟲也。多怖者，魄離肺也。身上生黑白點者，肺微也。多聲氣者，肺强也。不耐寒者，肺敗也。好食辛者，肺不足也。大腸秘者，肺壅也。顔色鮮白者，肺無病也。肺有疾，即多嗽，上氣，面浮腫，多睡，面生瘡，面生黄白，鼻寒腦疼，胸背滿痛，四肢煩悶，皮上癢，喉中噎，夢見繒帛金玉美女，自身甲衣，見幡花雲鶴，日月貴人，可用呬以去之，平旦叩齒九通，微以鼻引清氣，輕呬三十六遍，以去肺之熱，并一切

邪氣，過多亦損。

《四氣攝生圖》

相肺臟病法　肺病熱，右頰赤。肺病，色白而毛槁，喘咳氣逆，胸背四肢煩痛，或夢美人交合，或見花幡衣甲，日月雲鶴，貴人相臨。肺虛則氣短，不能調息。肺燥則喉乾。肺風則多汗畏風，咳如氣喘，旦善暮甚。病氣上逆，急食苦以泄之。又曰：宜酸以收之，用辛以補之，苦以瀉之。禁食寒，肺惡寒也。肺有病，不聞香臭，鼻生瘜肉，或生瘡疥，皮膚燥癢，氣盛咳逆，唾吐膿血，宜服排風散。

修養肺臟法　當以秋三月朔望旭旦，向西平坐，鳴天鼓七，飲玉泉三，注云：飲玉泉者，以舌抵腭，待其津生滿口，漱而嚥之，凡三次也。然後瞑目正心，思吸兑宮白氣入口，七吞之，閉氣七十息。此爲調補神氣，安息靈魄之要訣也，當勤行之。

六氣治肺法　吐納用呬，以鼻微長引氣，以口呬之，勿令耳聞。皆先須調氣令和，然後呬之。肺病甚，大呬三十遍，細呬三十遍。去肺家勞熱，氣壅咳嗽，皮膚燥癢，疥癬惡瘡，四肢勞煩，鼻塞，胸背疼痛。依法呬之，病去即止，過度則損。呬時用雙手擎天爲之，以導肺經。

《遵生八箋》

〔四〕冬季臟腑養生

腎臟冬王　腎臟屬北方水，爲黑帝神，形如鹿，兩頭，象圓石。腎之分也，主分水氣，灌注一身，如樹之有根，有左右腎，亦謂之命門，生氣之府，死氣之廬，守之則存，用之則竭。重一斤一兩，對臍附腰脊。腎爲肝母，爲肺子。耳爲之宮。天之生我，流氣而變，謂之精。精氣往來，謂之神。神者，腎之藏，其情智。左腎爲壬，右腎爲癸。在氣爲吹，在液爲唾，在形爲骨。久立傷骨，乃損腎也。腎合乎骨，應在齒，齒痛者，腎傷也。經於上焦，榮於中焦，衛於下焦。腎邪自入則多唾，膀胱爲之腑。其榮，髮也。《黄庭經》云：腎部之宮玄闕圓，中有童子名上玄。主諸六腑九液源，外應兩耳百液津。其聲羽，其味鹹，其臭腐。心邪入腎則惡腐物。其蟲介，凡有甲之類皆屬於水，故曰介也。冬之三月，乾坤氣閉，萬物伏藏。且冬至之日陰陽争，諸生蕩，君子齋戒，處必掩身，節嗜慾，止聲色，以待陰陽之所定，昏卧寅起以順日光，無競陰陽氣，然後全其生，合乎太清，順乎陰陽，逆之則陰氣内傷，腎臟虛亂也。夜卧叩齒及平旦三十六通，呼神名以安水臟也。

腎神名玄冥，字育嬰。腎之狀，其色黑，其象如圓石，其神如白鹿，兩頭　腎合於骨上，主於齒。齒痛者，腎傷也。又主於耳，耳聾者，腎虛也。骨痛者，腎虧也。齒多齟者，腎寒也。齒齲者，腎風也。耳痛，腎壅也。多欠者，腎邪也。腰不伸者，腎冰也。面色黄者，腎衰也。腎邪自入則多呻吟。容色紫光者，腎無病也。腎有病，腰膝連膀胱痛冷，小便餘瀝，面色黑而齒焦，體重，喘咳盜汗，耳鳴隔氣，食不下，夢見入暗處，見婦人、僧尼、龜鱉、駝馬、槍旗，自身著甲，共往同行，或沉舟，或走馬，可用吹以去之。平旦叩齒九通，以鼻引清氣，輕吹三十六遍，以去腎之一切

邪氣，過多亦損。

（《四氣攝生圖》）

相腎臟病法 腎熱者，頤赤。腎有病，色黑而齒槁，腹大體重，喘咳，汗出惡風。腎虚則腰中痛。腎風之狀，頸多汗，惡風，食欲下，隔塞不通，腹滿脹，食寒則泄，在形黑瘦。腎燥，急食辛以潤之。腎病堅，急食鹹以補之，用苦以瀉之，無犯熱食，無着暖衣。腎病，臍下有動氣，按之牢若痛，苦食不消化，體重骨疼，腰膝膀胱冷痛，脚疼或痹，小便餘瀝，疝瘕所纏，宜服腎氣丸。

修養腎臟法 當以冬三月，面北向平坐，鳴金梁七，飲玉泉三，更北吸玄宫之黑氣入口，五吞之，以補吹之損。

六氣治腎法 治腎臟吐納用吹法，以鼻漸長引氣，以口吹之。腎病，用大吹三十遍，細吹十遍，能除腎家一切冷氣腰疼，膝冷沉重，久立不得，陽道衰弱，耳内蟲鳴，及口内生瘡，更有煩熱，悉能去之。數數吹去，相繼勿絶，疾瘥則止，過多則損。

黄帝製護命茯苓丸 黄帝曰：冬三月宜服何藥？岐伯曰：當服茯苓丸，主男子五勞七傷，兩目迎風泪出，頭風項强，回轉不得，心腹脹滿，上連胸脅，下引腰背，表裏徹痛，喘息不得，飲食咳逆，面黄痿瘦，小便淋瀝，陰痿不起，臨爐不舉，足腫腹痛，五心煩熱，身背浮腫，盗汗不絶，四肢拘攣，或緩或急，夢寐驚悸，呼吸氣短，口乾舌燥，狀如消渴，急於喜怒，嗚咽悲愁，此方治之。

茯苓 山藥 肉桂 山茱萸 巴戟 白术 牛膝 菟絲子各一兩 乾薑 細辛 防風 柏子仁 澤瀉 牡丹皮各五錢 附子童便煮三次，用一兩一個的妙

右爲細末，蜜丸，桐子大。空心，鹽湯服七丸，日再服。

（《遵生八箋》）

第二編　環境養生

【提要】天人相應與天人合一，不僅是道教的宇宙觀，也是道教養生的重要思想基礎。

道教在以道為最高信仰的過程中，始終把『道法自然』貫徹到履道修煉的每一個環節，高度强調人與自然、人與天地大環境的和諧統一，認為『人以天地之氣生，四時之法成』，故『人與天地相參，與日月相應』，甚至將人身視為一個小宇宙，只要人身的小宇宙和自然的大宇宙高度一致，即達到『與天地並生，與萬物為一』的境界時，人就能歸根復命，長駐永年。

道教環境養生的原則是『法天則地』，即順應天地自然的規律，無違天時，無背地利。其具體的方法，主要着眼於主體對客體的適應性或選擇性，無為而治。如在天文氣象方面，對日月星辰不久視，對風雨霧露慎回避。在地理水源方面，則要擇水而居。在居處居室方面，則要對方位、朝向、地勢、乾濕、氣流、安靜、方便等多項因素加以選擇。

一　天文氣象與養生

（一）養生闡論

天復地載，萬物悉備，莫貴於人，人以天地之氣生，四時之法成。

夫人生於地，懸命於天，天地合氣，命之曰人。人能應四時者，天地爲之父母；知萬物者，謂之天子。天有陰陽，人有十二節；天有寒暑，人有虛實。能經天地陰陽之化者，不失四

時；知十二節之理者，聖智不能欺也；能存八動之變，五勝更立；能達虛實之數者，獨出獨入，呿吟至微，秋毫在目。

夫聖人之起度數，必應於天地，故天有宿度，地有經水，人有經脈。天地溫和，則經水安靜；天寒地凍，則經水凝泣；天暑地熱，則經水沸溢；卒風暴起，則經水波涌而隴起。夫邪之入於脉也，寒則血凝泣，暑則氣淖澤，虛邪因而入客，亦如經水之得風也，經之動脉，其至也亦時隴起，其行於脉中循循然，其至寸口中手也，時大時小，大則邪至，小則平，其行無常處，在陰與陽，不可爲度，從而察之，三部九候，卒然逢之，早遏其路。

帝曰：星辰八正何候？岐伯曰：星辰者，所以制日月之行也。八正者，所以候八風之虛邪以時至者也。四時者，所以分春秋冬夏之氣所在，以時調之，候八正之虛邪，而避之勿犯也。以身之虛，而逢天之虛，兩虛相感，其氣至骨，入則傷五臟，工候救之，弗能傷也，故曰：天忌不可不知也。

太虛寥廓，肇基化元，萬物資始，五運終天，布氣真靈，總統坤元，九星懸朗，七曜周旋，曰陰曰陽，曰柔曰剛，幽顯既位，寒暑弛張，生生化化，品物咸章。

帝曰：人生有形，不離陰陽，天地合氣，别爲九野，分爲四時，月有小大，日有短長，萬物并至，不可勝量，虛實呿吟，敢問其方？岐伯曰：木得金而伐，火得水而滅，土得木而達，金得火而缺，水得土而絶，萬物盡然，不可勝竭。

（《黄帝内經素問》）

人與天地相參也，與日月相應也。故月滿則海水西盛，人血氣積，肌肉充，皮膚致，毛髮堅，腠理郄，煙垢著。當是之時，雖遇賊風，其入淺不深。至其月郭空，則海水東盛，人氣血虛，其衛氣去，形獨居，肌肉減，皮膚縱，腠理開，毛髮殘，焦理薄，煙垢落。當是之時，遇賊風則其入深，其病人也卒暴。黄帝曰：其有卒然暴死暴病者，何也？少師答曰：三虛者，其死暴疾也；得三實者，邪不能傷人也。黄帝曰：願聞三虛。少師曰：乘年之衰，逢月之空，失時之和，因爲賊風所傷，是謂三虛。故論不知三虛，工反爲粗。帝曰：願聞三實。少師曰：逢年之盛，遇月之滿，得時之和，雖有賊風邪氣，不能危之也。

黄帝問於伯高曰：願聞人之肢節，以應天地奈何？伯高答曰：天圓地方，人頭圓足方以應之。天有日月，人有兩目。地有九州，人有九竅。天有風雨，人有喜怒。天有雷電，人有音聲。天有四時，人有四肢。天有五音，人有五臟。天有六律，人有六腑。

（《靈樞經》）

天地以設，分而爲陰陽。陽生於陰，陰生於陽，陰陽相錯，四維乃通。或死或生，萬物乃成。蚑行喙息，莫貴於人。孔竅肢體，皆通於天。天有九重，人亦有九竅。天有四時以制十二月，人亦有四肢以使十二節。天有十二月以制三百六十日，人亦有十二肢以使三百六十節。故舉事而不順於天者，逆其生者也。

（《淮南子》）

論天地

呂曰：所謂天地之機，可得聞乎？鍾曰：天地之機乃天地運用大道，而上下往來，行持不倦，以得長久堅固，未嘗輕泄於人也。

呂曰：天地之於道也，如何謂之運用之機？如何謂之行持之機？運用如何起首？行持如何見功？鍾曰：大道既判而有形，因形而有數。天得乾道，以一爲體，輕清而在上，所用者陽也；地得坤道，以二爲體，重濁而在下，所用者陰也。陽升陰降，互相交合，乾坤作用，不失於道，而起首有時，見功有日。

呂曰：天得乾道，所用者陽也。陽主升，何以交於地？地得坤道，所用者陰也。陰主降，何以交於天？天地不交，陰陽如何得合？陰陽不合，乾坤如何作用？乾坤既無作用，雖有起首之時、見功之日，大道如何可得也？鍾曰：天道以乾爲體，陽爲用，積氣在上；地道以坤爲體，陰爲用，積水在下。天以行道，以乾索於坤，一索之而爲長男，長男曰震；再索之而爲中男，中男曰坎；三索之而爲少男，少男曰艮。是此天交於地，以地道索坤道而生三陽。及乎地以行道，以坤索於乾，一索之而爲長女，長女曰巽；再索之而爲中女，中女曰離；三索之而爲少女，少女曰兑。是此地交於天，以坤道索乾道而生三陰。三陽交合於三陰而萬物生，三陰交合於三陽而萬物成。天地交合，本以乾坤相索而運行於道。乾坤相索而生六氣，六氣交合而分五行，五行交合而生成萬物。方其乾道下行，三索既終，其陽復昇，陽中藏陰，上還於天。坤道上行，三索既終，其陰復降，陰中藏陽，下還於地。陽中藏陰，其陰不消，乃曰真陰。真陰到天，因陽而生，所以陰自天降，陰中能無陽乎？陰中藏陽，其陽不滅，乃曰真陽。真陽到地，因陰而發，所以陽自地昇，陽中能無陰乎？陽中藏陰，其陰不消，復到於地。陰中

藏陽，其陽不滅，復到於天。周而復始，運行不已，交合不失於道，所以長久堅固者如此。

呂曰：天地之機，運行於道而得長久，乃天地作用之功也。惟人也，雖有聰明之性，留心於清靜，欲以奉行大道，小則安樂延年，中則長生不死，大則脫質昇仙，如何作用？運行大道，法動天機，而亦得長久堅固，浩劫常存。鍾曰：大道無形，因彼之所得而爲形；大道無名，因彼之所有而爲名。天地得之而曰乾道坤道，日月得之而曰陰道陽道，人若得之，朝廷則曰君臣之道，閨門則曰夫婦之道，鄉黨則曰長幼之道，庠序則曰朋友之道，室家則曰父子之道。是此見於外者，莫不有道也。至如父母交會，其父則陽先進而陰後行，以真氣投真水，心火與腎水相交，鍊爲精華。精華既出，逢母之陰，先進以水，滌蕩於無用之處；逢母之陽，先進以血，承受於子宮之前。精血爲胞胎，含真氣而入母子宮，積日累月，真氣造化成人，如天地行道，乾坤相索而生三陰三陽，真氣爲陽，真水爲陰。陽藏水中，陰藏氣中。氣主於昇，氣中有真水；水主於降，水中有真氣。真水乃真陰也，真氣乃真陽也。真陽隨水下行，如乾索於坤，上曰震，中曰坎，下曰艮。以人比之，以中爲度。自上而下，震爲肝，坎爲腎，艮爲膀胱。真陰隨氣上行，如坤索於乾，下曰巽，中曰離，上曰兑。以人比之，以中爲度。自下而上，巽爲膽，離爲心，兑爲肺。形像既備，數足離母。既生之後，元陽在腎，因元陽而生真氣。真氣朝心，因真氣而生真液。真液還元，上下往復。若無虧損，自可延年。如知時候無差，抽添有度，自可長生。若以造作無倦，修持不已，陰盡陽純，自可超凡入聖。此乃天機深造之理，古今不傳之事。公若信心而無猶豫，以名利若枷杻，恩愛如寇讎，避疾病若怕死亡之難，防失身於別殼，慮透靈於異類，委有清净之志。當且壯其根源，無使走失元陽，耗散真氣。氣盛而魂中無陰，陽壯而魄中有氣。一昇一降，取法無出天地；一盛一衰，其來亦似日月。

論日月　呂曰：天地之理，亦粗知矣。日月之躔度交合，於人可得比乎？願聞其說。鍾曰：大道無形，生育天地；大道無名，運行日月。日月者，太陰太陽之精，默紀天地交合之度，助行生成萬物之功；東西出没以分晝夜，南北往來以定寒暑。晝夜不息，寒暑相催，而魄中生魂，魂中生魄。進退有時，不失乾坤之數；往來有度，無差天地之期。

呂曰：東西出没，以分晝夜，何也？鍾曰：混沌初分，玄黄定位，天地之狀，其形如卵，六合於中；其圓如毬。日月出没，運行於一天之上，一地之下。上下東西，周行如輪，凡日之東出而西未没爲晝，西没而東未出爲夜。是此日之出没以分晝夜也。若月之出没，不同於日。載魄於西，受魂於東，光照於夜，而魂藏於晝。積日累時，或出或没，自西而東。其始也魄中生魂，狀若彎弓，初夜而光照於西；其次也魄中魂半，時應上弦，初夜而光照於南；其次魄中魂滿，與日相望，初夜而光照於東；其次也魂中生魄，狀如缺鏡，初晝而魂藏於西；其次也魂中魄半，時應下弦，初晝而魂藏於南；其次也魂中魄滿，與日相背，初晝而魂藏於東。是此月之出没以分晝夜也。

呂曰：南北往來，以定寒暑者何也？鍾曰：冬至之後，日出辰初五十分，日没申末五十分。過此以往，出没自南而北，以夏至爲期。夏至之後，日出寅末五十分，日没戌初五十分。過此以往，出没自北而南，以冬至爲期。自南而北，以冬至夏，乃寒爲暑也；自北而南，以夏

至冬，乃暑爲寒也。夏之日，乃冬之夜也；冬之日，乃夏之夜也。冬至之後，月出自北而南，比於夏之日也。夏至之後，月出自南而北，比於冬之日也。是此日月之往來，以定寒暑者也。

呂曰：天地之機，陰陽昇降，正與人之行持無二等。若此日月之出没往來，交合躔度，於人可得比乎？鍾曰：天地之機，在於陰陽之昇降。一昇一降，太極相生。相生相成，周而復始，不失於道而得長久。修持之士，若以取法於天地，自可長生而不死。若比日月之躔度，往來交合，止於月受日魂，以陽變陰，陰盡陽純，月華瑩浄，消除暗魄，如日之光輝，照耀於下土。當此時，如人之修煉，以氣成神，脱質昇仙，錬就純陽之體也。

呂曰：修真奉道之士，其於天地陰陽昇降之理、日月精華交合之度，下手用功，而於二者何先？鍾曰：始也法效天機，用陰陽昇降之理，使真水真火，合而爲一，錬成大藥，永鎮丹田，浩劫不死，而壽齊天地。如厭居塵世，用功不已，當取日月之交會，以陽錬陰，使陰不生，以氣養神，使神不散，五氣朝元，三花聚頂，謝絶俗流，以歸三島。

呂曰：若此之功驗，深達旨趣，所患不知時節矣。鍾曰：天地之陰陽昇降，一年一交合；日月之精華往來，一月一交合；人之氣液，一晝一夜一交合矣。

論四時

呂曰：天地日月之交合，年月日時可得聞乎？鍾曰：凡時有四等。人壽百歲，一歲至三十，乃少壯之時；三十至六十，乃長大之時；六十至九十，乃老耄之時；九十至百歲，或百二十歲，乃衰敗之時也。是此則曰身中之時，一等也。若以十二辰爲一日，五日爲一候，三候爲一氣，三氣爲一節，二節爲一時，時有春夏秋冬。時當春也，陰中陽半，其氣變寒爲温，乃春之時也。時當夏也，陽中有陽，其氣變温爲熱，乃夏之時也。時當秋也，陽中陰半，其氣變熱爲凉，乃秋之時也。時當冬也，陰中有陰，其氣變凉爲寒，乃冬之時也。是此則曰年中之時，二等也。若以律中起呂，呂中起律，凡一月三十日，三百六十辰，三千刻一十八萬分。月旦至上弦，陰中陽半；自上弦至月望，陽中陽；自月望至下弦，陽中陰半；自下弦至晦朔，陰中陰。是此日月中之時，三等也。若以六十分爲一刻，八刻二十分爲一時，一時半爲一卦。言其卦定八方，論其正分四位：自子至卯，陰中陽半，以太陰中起少陽；自卯至午，陽中有陽，純少陽而起太陽；自午至酉，陽中陰半，以太陽中起少陰；自酉至子，陰中有陰，純少陰而起太陰。是此則曰日中之時，四等也。難得而易失者，身中之時也；去速而來遲者，年中之月也；急若電光，速如石火者，日中之辰也。積日爲月，積月爲歲。歲月蹉跎，年光迅速。貪名求利，而妄心未除；愛子憐孫，而恩情又起。縱得回心向道，争奈年老氣衰，如春雪秋花，止有時間之景，夕陽曉月，應無久遠之光。奉道之士難得者，身中之時矣。艷陽媚景，百卉芬芳，水榭危樓，清風快意。月夜閑談，雪天對飲，恣縱無窮之樂，消磨有限之時。縱得回心向道，須是疾病纏身，如破舟未濟，誰無求救之心？漏屋重完，忍絶再修之意，奉道之士虚過少，年中之時也。鄰雞未唱而出户嫌遲，街鼓偏聞而歸家恨早，貪癡争肯暫休，妄想惟憂不足。滿堂金玉，病來著甚抵當；一眼兒孫，氣斷誰能替换。曉夜不停，世人莫悟，奉道之士可惜者，日中時也。

呂曰：身中之時，年中之時，月中之時，日中之時，皆是時也。尊師獨於身中之時爲難得，又於日中之時爲可惜者，何也？　鍾曰：奉道者難得少年。少年修持，根元完固，凡事易爲見功，止於千日而可大成也。奉道者又難得中年。中年修持，先補之完備，次下手進功，始也返老還童，後即入聖超凡也。奉道者少年不悟，中年不省，或因灾難而留心清靜，或因疾病而志在希夷。晚年修持，先論救護，次説補益，然後自小成法積功以至中成，中成法積功止於返老還童，鍊形住世，而五氣不能朝元，三陽難爲聚頂，脱質昇仙無緣而得成。是難得者身中之時也。

呂曰：身中之時，固知難得矣，而日中之時可惜者何也？　鍾曰：人之一日，如日月之一月，如天地之一年。大道生育天地，天地分位上下，相去八萬四千里。冬至之後，地中陽昇，凡一氣十五日，上進七千里，計一百八十日，陽昇到天，太極生陰。夏至之後，天中陰降，凡一氣十五日，下進七千里，計一百八十日，陰降到地，太極復生陽。周而復始，運行不已，而不失於道。所以長久運行日月，日月成形，周圍各得八百四十里。月旦之後，六中起九，凡一日計十二時，魄中魂進七十里，凡十五日，計一百八十時，魄中魂進八百四十里。月望之後，九中起六，凡一日計十二時，魂中魄進七十里，凡十五日，計一百八十時，魂中魄進八百四十里。周而復始，運行不已，而不失於道。所以堅固大道，長養萬物。萬物之中，最靈最貴者人也。人之心腎上下相遠八寸四分，陰陽昇降，與天地無二等。氣中生液，液中生氣，氣液相生，與日月可同途。天地以乾坤相索，而陰陽昇降，一年一交合，交合不失於道，一年之後有

一年。日月以魂魄相生，而精華往來，一月一交合，交合不失於道，一月之後有一月。人之交合，雖在一晝一夜，不知交合之時，又無採取之法，損時又不解補，益時又不解收，陰交時不解養陽，陽交時不解鍊陰，月中不知損益，日中又無行持，過了一年無一年，過了一日無一日，當風卧濕，冒暑涉寒，不肯修持，而甘心受病，虚過時光，而端坐候死。

呂曰：奉道之人，非不知年光虚度，歲月蹉跎，而疾病纏身，死限將至。蓋以修鍊不知法，行持不知時，是致陰陽交合有差，時月行持無準。鍾曰：身中用年，年中用月，月中用日，日中用時，蓋以五臟之氣，月上有盛衰，日上有進退，時上有交合，運行五度而氣傳六候。金木水火土，分列無差；東西南北中，生成有數。鍊精生真氣，鍊氣合陽神，鍊神合大道。

論五行

呂曰：所謂五臟之氣，而曰金木水火土；所謂五行之位，而曰東西南北中。若此如何得相生相成，而交合有時乎？採取有時乎？願聞其説。鍾曰：大道既判而生天地，天地既分而列五帝。東曰青帝，而行春令，於陰中起陽，使萬物生；南曰赤帝，而行夏令，於陽中昇陽，使萬物長；西曰白帝，而行秋令，於陽中起陰，使萬物成；北曰黑帝，而行冬令，於陰中進陰，使萬物死。四時各九十日，每時下十八日，黄帝主之。若於春時助成，青帝而發生；若於夏時接序，赤帝而長育；若於秋時資益，白帝而結立；若於冬時制攝，黑帝而嚴凛。五帝分治，各主七十二日，合三百六十日而爲一歲，輔弼天地以行於道。青帝生子曰甲乙，甲乙東方木；赤帝生子曰丙丁，丙丁南方火；黄帝生子曰戊己，戊己中央土；白帝生子曰庚辛，庚辛西方金；黑帝生子曰壬癸，壬癸北方水。見於時而爲象者，木爲青龍，火爲朱

六

第三編　賈誼賽主

雀，土爲勾陳，金爲白虎，水爲玄武。見於時而生物者，乙與庚合，春則有榆，青而白，不失金木之色。辛與丙合，秋則有棗，白而赤，不失金火之色。己與甲合，夏末秋初有瓜，青而黃，不失土木之色。丁與壬合，夏則有椹，赤而黑，不失水火之色。癸與戊合，冬則有橘，黑而黃，不失水土之色。以類推求，五帝相交而見於時者。生在物者，不可勝數。

呂曰：五行在時若此，五行在人如何？鍾曰：惟人也頭圓足方，有天地之象；陰降陽昇，又有天地之機。而腎爲水，心爲火，肝爲木，肺爲金，脾爲土。若以五行相生，則水生木，木生火，火生土，土生金，金生水。生者爲母，受生者爲子。若以五行相尅，則水尅火，火尅金，金尅木，木尅土，土尅水。尅者爲夫，受尅者爲妻。以子母言之，腎氣生肝氣，肝氣生心氣，心氣生脾氣，脾氣生肺氣，肺氣生腎氣。以夫妻言之，腎氣尅心氣，心氣尅肺氣，肺氣尅肝氣，肝氣尅脾氣，脾氣尅腎氣。腎者心之夫，肝之母，脾之妻，肺之子。肝者脾之夫，心之母，肺之妻，腎之子。心者肺之夫，脾之母，腎之妻，肝之子。肺者肝之夫，腎之母，心之妻，脾之子。脾者腎之夫，肺之母，肝之妻，心之子。心之見於內者爲脉，見於外者爲色，以寄舌爲門户，受腎之制伏，而驅用於肺，蓋以夫婦之理如此。得肝則盛，見脾則減，蓋以子母之理如此。腎之見於內者爲骨，見於外者爲髮，以兩耳爲門户，受脾之制伏，而驅用於心，蓋以夫婦之理如此。得肺則盛，見肝則減，蓋以子母之理如此。肝之見於內者爲筋，見於外者爲爪，以眼目爲門户，受肺之制伏，而驅用於脾，蓋以夫婦之理如此。見腎則盛，見心則減，蓋以子母之理如此。肺之見於內者爲膚，見於外者爲毛，以鼻穴爲門户，受心之制伏，而驅用於肝，蓋以夫婦之理如此。得脾則盛，見腎則減，蓋以子母之理如此。脾之見於內者爲藏，均養心腎肝肺，見於外者爲肉，以唇口爲門户，呼吸定往來，受肝之制伏，而驅用於腎，蓋以夫婦之理如此。得心則盛，見肺則減，蓋以子母之理如此。此是人之五行，相生相尅。而爲夫婦子母，傳氣衰旺，見於此矣。

呂曰：心，火也，如何得火下行？腎，水也，如何得水上升？脾，土也，土在中而承火則盛，莫不下尅於水乎？肺金也，金在上而下接火則損，安得有生於水乎？相生者遞相間隔，相尅者親近難移。是此五行自相損尅，爲之奈何？鍾曰：五行歸原，一氣接引。元陽升舉而生真水，真水造化而生真氣，真氣造化而生陽神。始以五行定位而有一夫一婦，腎，水也。水中有金，金本生水，下手時要識水中金。水本嫌土，採藥後須得土歸水。龍乃肝之象，虎本肺之神，陽龍出於離宮，陰虎生於坎位。五行逆行，氣傳子母，自子至午，乃曰陽時生陽。五行顛倒，液行夫婦，自午至子，乃曰陰中鍊陽。陽不得陰不成，到底無陰而不死。陰不得陽不生，到底陰絶而壽長。

呂曰：五行本於陰陽一氣，所謂一氣者何也？鍾曰：一氣者，昔父與母交，即以精血造化成形，腎生脾，脾生肝，肝生肺，肺生心，心生小腸，小腸生大腸，大腸生膽，膽生胃，胃生膀胱。是此陰以精血造化成形，其陽止在起首始生之處。一點元陽，乃在二腎。且腎水也，水中有火，昇之爲氣，因氣上昇以朝於心。心，陽也，以陽合陽，太極生陰，乃積氣生液，液自心降，因液下降以還於腎。肝本心之母，腎之子，傳導其腎氣以至於心矣。肺本心之妻，腎之

母，傳導其心液以至於腎矣。氣液昇降，如天地之陰陽，肝肺傳導，若日月之往復。五行名之數也，論其交合生成，乃元陽一氣爲本。氣中生液，液中生氣，腎爲氣之根，心爲液之源。靈根堅固，恍恍惚惚，氣中自生真水；心源清潔，杳杳冥冥，液中自有真火。火中識取真龍，水中認取真虎，龍虎相交而變爲黄芽，合就黄芽而結成大藥，乃曰金丹。金丹既就，乃曰神仙。

呂曰：金丹就而脱質昇仙，以返十洲，固可知矣，如何謂之黄芽？　鍾曰：真龍真虎者是也。

呂曰：龍虎者何也？　鍾曰：龍非肝也，乃陽龍。陽龍出在離宫真水之中。虎非肺也，乃陰虎。陰虎出在坎位真火之中。

（《鍾呂傳道集》）

（二）養生宜忌

天　勿指天地，以證鄙懷。《太上感應篇》

勿怨天。同上

日月　勿怒目視日月，令人失明。《千金要方》

久視日月，令人損目。《瑣碎録》

勿輒指三光，久視日月。《感應篇》

日月當前莫作溺。《袁天罡陰陽禁忌律》

對三光濡溺，則折人年壽。《西山記》

凡行、坐、立，勿背日，吉。《千金要方》

對月貪歡成疾。《華佗中藏經》

凡小兒，勿指月，兩耳後生瘡欲斷，名月食瘡，擣蝦蟆末敷，即瘥。《雲笈七籤》

星　久視星辰，令人損目。《瑣碎録》

勿唾流星。《感應篇》

夜觀星斗，認取北斗中星者，則一生無眼疾也。《瑣碎録》

俗傳識大人星，不患瘧。同上

雲漢　久視雲漢，令人損目。《瑣碎録》

風雨　大風大雨，不可出入。《瑣碎録》

當風取凉，冒雨而行，成疾。《華佗中藏經》

凡在家，及外行，卒逢大飄風、暴雨，皆是諸龍、鬼神行動經過所致，宜入室閉户，燒香靜坐，安心以避之，待過後乃出。不爾損人，或當時雖未若，於後不佳矣。《千金要方》

勿訶風罵雨。《感應篇》

梅雨水洗瘡疥、滅瘢痕，入醬，令易熱，沾衣便腐，以梅葉湯洗之，則脱。《本草》

虹霓　勿指虹霓。《感應篇》

蝃蝀在東，莫之敢指。《毛詩》

霧 王爾、張衡、馬均者，昔俱冒霧行，一人無恙，一人病，一人死。無恙者飲酒，病者食，死者空腹。《博物志》

旦行大霧中，宜飲酒，酒勢辟惡也。《本草》

陰霧中不可遠行。《千金要方》

凡重霧三日必大雨，雨未降，霧不可冒行。《帝王世紀》

露 柏葉上露，主明目。《本草》

百花上露，令人好顔色。同上

百草頭秋露水，愈百疾，令人身輕，不飢，肌肉悦澤。同上

繁露水是秋露繁濃時也。作盤以收之，煎令稠，可食之，延年不飢。

凌霄花上露水損人目。《酉陽雜俎》

霜 冬霜寒無毒，團食者主解酒熱，傷寒，鼻塞，酒後諸熱面赤者。出《本草方》

雪 大雪中跣足，不可便以熱湯洗，或飲熱酒，足指隳墮。《瑣碎録》

臘月雪水調寒食麵爲糊，裱背書畫，不生蟲。同上

雹 雹主醬味不正，當時取一二升醬瓮中，即如本味。《本草》

雷 君子若有疾風迅雷則必變，雖夜必興衣服冠而坐。出《禮記》。注云：肅敬天之怒也。《論語》云：迅雷風烈必變。

雷鳴勿仰卧。《瑣碎録》

雷初鳴，打牀薦則去壁虱。同上

雹不蓋醬，俗説令人腹中雷鳴。《風俗通》

卒逢震雷，宜入室閉户，燒香静坐，安心以避之。《千金要方》

熱寒 觸寒來勿面臨火上，成癇，起風眩頭痛。《雲笈七籤》

勿大温，消骨髓；勿大寒，傷肌肉。同上

寒暖失節傷人。同上

勿觸冷開口。《千金要方》

觸寒來者，寒未解食熱食，成刺風。同上

先寒而衣，先熱而解。《抱朴子》

大寒大熱不可出入。《瑣碎録》

伏熱者不得飲水，衝寒者不得飲湯。同上

瀆寒而寢，成疾。《華佗中藏經》

（《養生類纂》）

二　地理水源與養生

（一）養生闡論

東方生風，風生木，木生酸，酸生肝，肝生筋，筋生心，肝主目。其在天爲玄，在人爲道，

在地爲化。化生五味，道生智，玄生神，神在天爲風，在地爲木，在體爲筋，在臟爲肝，在色爲蒼，在音爲角，在聲爲呼，在變動爲握，在竅爲目，在味爲酸，在志爲怒。怒傷肝，悲勝怒；風傷筋，燥勝風；酸傷筋，辛勝酸。

南方生熱，熱生火，火生苦，苦生心，心生血，血生脾，心主舌。其在天爲熱，在地爲火，在體爲脉，在臟爲心，在色爲赤，在音爲徵，在聲爲笑，在變動爲憂，在竅爲舌，在味爲苦，在志爲喜。喜傷心，恐勝喜；熱傷氣，寒勝熱；苦傷氣，鹹勝苦。

中央生濕，濕生土，土生甘，甘生脾，脾生肉，肉生肺，脾主口。其在天爲濕，在地爲土，在體爲肉，在臟爲脾，在色爲黄，在音爲宫，在聲爲歌，在變動爲噦，在竅爲口，在味爲甘，在志爲思。思傷脾，怒勝思；濕傷肉，風勝濕；甘傷肉，酸勝甘。

西方生燥，燥生金，金生辛，辛生肺，肺生皮毛，皮毛生腎，肺主鼻。其在天爲燥，在地爲金，在體爲皮毛，在臟爲肺，在色爲白，在音爲商，在聲爲哭，在變動爲咳，在竅爲鼻，在味爲辛，在志爲憂。憂傷肺，喜勝憂；熱傷皮毛，寒勝熱；辛傷皮毛，苦勝辛。

北方生寒，寒生水，水生鹹，鹹生腎，腎生骨髓，髓生肝，腎主耳。其在天爲寒，在地爲水，在體爲骨，在臟爲腎，在色爲黑，在音爲羽，在聲爲呻，在變動爲慄，在竅爲耳，在味爲鹹，在志爲恐。恐傷腎，思勝恐；寒傷血，燥勝寒；鹹傷血，甘勝鹹。

帝曰：五臟應四時，各有收受乎？岐伯曰：有。東方青色，入通於肝，開竅於目，藏精於肝，其病發驚駭，其味酸，其類草木，其畜鷄，其穀麥，其應四時，上爲歲星，是以春氣在頭

也，其音角，其數八，是以知病之在筋也，其臭臊。

南方赤色，入通於心，開竅於耳，藏精於心，故病在五臟，其味苦，其類火，其畜羊，其穀黍，其應四時，上爲熒惑星，是以知病之在脉也，其音徵，其數七，其臭焦。

中央黄色，入通於脾，開竅於口，藏精於脾，故病在舌本，其味甘，其類土，其畜牛，其穀稷，其應四時，上爲鎮星，是以知病之在肉也，其音宫，其數五，其臭香。

西方白色，入通於肺，開竅於鼻，藏精於肺，故病在背，其味辛，其類金，其畜馬，其穀稻，其應四時，上爲太白星，是以知病之在皮毛也，其音商，其數九，其臭腥。

北方黑色，入通於腎，開竅於二陰，藏精於腎，故病在溪，其味鹹，其類水，其畜彘。其穀豆，其應四時，上爲辰星，是以知病之在骨也。其音羽，其數六，其臭腐。

（《黄帝内經素問》）

凡地形，東西爲緯，南北爲經。山爲積德，川爲積刑。高者爲生，下者爲死。邱陵爲牡，谿谷爲牝。水圓摺者有珠，方摺者有玉。清水有黄金，龍淵有玉英。土地各以其類生人。是故山氣多男，澤氣多女。障氣多喑，風氣多聾。林氣多癃，木氣多傴，岸下氣多腫，石氣多力，險阻氣多癭，暑氣多夭，寒氣多壽，谷氣多痹，丘氣多狂，衍氣多仁，陵氣多貪。輕土多利，重土多遲。清水音小，濁水音大，湍水人輕，遲水人重。中土多聖人。皆象其氣，皆應其類。故南方有不死之草，北方有不釋之冰，東方有君子之國，西方有形殘之尸。寢居直夢，人死爲鬼。磁石上飛，雲母來水。土龍致雨，燕雁代飛。蛤蟹珠龜，與月盛衰。是故堅土人剛，弱土

人肥當作脆，壚土人大，沙土人細，息土人美，秏土人醜。食水者善游能寒，食土者無心而慧，食木者多力而軟，食草者善走而愚，食葉者有絲而蛾，食肉者勇敢而悍，食氣者神明而壽，食穀者知慧而夭，不食者不死而神。凡人民禽獸萬物貞蟲，各有以生。或奇或偶，或飛或走，莫知其情。唯知通道者，能原本之。

東方川谷之所注，日月之所出。其人兑形小頭，隆鼻大口，鳶肩企形，竅通於目，筋氣屬焉。蒼色主肝。長大早知而不壽，其地宜麥，多虎豹。

南方陽氣之所積，暑濕居之。其人修形兑上，大口決眦，竅通於耳，血脉屬焉。赤色主心。早壯而夭。其地宜稻，多兕象。

西方高土川谷出焉，日月入焉。其人面末僂，修頸卬行，竅通於鼻，皮革屬焉。白色主肺。勇敢不仁。其地宜黍，多旄犀。

北方幽晦不明，天之所閉也，寒冰之所積也，蟄蟲之所伏也。其人翕形短頸，大肩下尻，竅通於陰，骨干屬焉。黑色主腎，其人蠢愚禽獸而壽。其地宜菽，多犬馬。

中央四達，風氣之所通，雨露之所會也。其人大面短頤，美鬚惡肥，竅通於口，膚肉屬焉。黄色主胃。慧聖而好治。其地宜禾，多牛羊及六畜。

（《淮南子》）

（二）養生宜忌

地　等閑刀畫地，多招不祥事。《玄宗皇帝雜忌》

掘地二尺以下即有土氣，慎之爲佳。《千金翼方》

卧伏地大凶。同上

山　行山中，見小人乘車馬，長七八寸者，肉芝也。捉取服之，即仙矣。《抱朴子》

入名山必齋五十日，牽白犬，抱白鷄，以白鹽一升，山神大喜。芝草異藥，寶玉爲出。未到山百步，呼曰林兵，此山王主者名，知之却百邪。《蛇鏡》

入山，山精老魅多來試之，或作人形，當懸明鏡九寸於背後，以辟衆惡。又百鬼老物，雖能變形，而不能使鏡中形影變也。其形在鏡中，則銷亡退走，不敢爲害也。《雲笈七籤》

諸山有孔，云入採寶者，唯三月、九月，餘月山閉氣交，死也。《千金要方》

入山之日，未至山百步，先却行百步，反是登山，山精不犯人，衆邪伏走，百毒藏匿。《神仙傳》

如入山林，默念儀方，不見蛇、狼；念儀康，不見虎。《瑣碎録》

入深山，將後裙摺三指插於腰，蛇蟲不敢近也。同上

江河　渡江河者，朱書禹字佩之，免風濤，保安吉。《瑣碎録》

渡江不恐懼法，旋取净筆，研墨寫土字，或以手畫之亦可。同上。又《袁天剛陰陽禁忌歷》云：過水手中書土字，自然渡浪不能翻。

水　凡遇山水塢中出泉者，不可久居，常食作癲病。《千金要方》

深陰地冷水不可飲，必作痎瘧。同上

凡山水有沙虱處，勿在中浴，害人。欲渡者，隨驢馬後急渡，不傷人。同上

凡水有水弩處，射人影即死。欲渡水者，以物打水，其水弩即散，急渡不傷人。同上

遠行觸熱，途中逢河勿洗面，生烏皯。同上

深山大澤中不可渡，恐寒氣逼人真氣。《西山記》

陂湖水誤飲小魚入腹，即成魚瘕病。《巢氏病源》

井水沸，不可食之，害人。《本草》

屋漏水誤食，必成惡疾。同上

冢井水有毒，人中之者立死。欲入冢井者，當先試之，法以鷄毛投井中，毛直而下者無毒，毛回旋而舞似不下者有毒。以熱醋數斗投井穴中，則可入矣。同上

甑氣水主長毛髮，以物於炊飯時承取，沐頭令髮長密黑潤，不能多得，朝朝梳小兒頭，漸漸覺有益好。同上

取日月不照自然水一升，與魴魚目三七對，同和塗面，見鬼可指，物無隱矣。《墨子秘録》

以磨刀水洗手、面生癬，名刀癬。《巢氏病源》

狗舐之水，用洗手、面生癬，白點微癢是也。同上

盆盛水飲牛，用其餘水洗手、面生癬，名牛癬。同上

凡新汲水，必有塵垢，先净洗一青石置瓮中，然後下水，塵垢皆聚於石上，水不復濁，三兩日一洗瓮石，依前安石。若江水、井水已濁，使要吃時，研杏仁少許，澆瓮中，以杖攪十數匝，移時水自清。《林泉備用》

冰　冰大寒，暑夏盛熱食此，與氣候相反，恐入腹冷熱相激，却致諸疾也。《本草》

凡夏用冰，正可隱快。飲食令氣冷，不可打碎食之。雖復當時暫快，久皆成疾。《食譜》

（《養生類纂》）

三　居處居室與養生

山林深遠，固是佳境，獨往則多阻，數人則喧雜。必在人野相近，心遠地偏，背山臨水，氣候高爽，土地良沃，泉水清美，如此得十畝平坦處便可構居。若有人功可至二十畝，更不得廣。廣則營爲關心，或似産業，尤爲煩也。若得左右映帶，崗阜形勝，最爲上地。地勢好，亦居者安，非他望也。

看地形向背，擇取好處，立一正屋三間，内後牽其前梁稍長，柱令稍高，椽上著棧，棧訖上著三四寸泥。泥令平，待乾即以瓦蓋之。四面築墻，不然塹壘，務令厚密，泥飾如法。須斷風隙，拆縫門窗，依常法開後門。若無瓦，草蓋令厚二尺，則冬温夏凉。於檐前西間作一格子房以待客，客至引坐，勿令入寢室及見藥房，恐外來者有穢氣損人壞藥故也。若院外置一客位最佳。堂後立屋兩間，每間爲一房，修泥一準正堂，門令牢固，一房著藥。藥房更造一立櫃高脚爲之，天陰霧氣，櫃下安少火，若江北則不須火也。一房著藥器，地上安厚板，板上安之，著地土氣恐損。正屋東去屋十步造屋三間，修飾準上。二間作厨，北頭一間作庫，庫内東

墻施一棚，兩層，高八尺，長一丈，闊四尺，以安食物。必不近正屋，近正屋則恐煙氣及人，兼慮火濁，尤宜防慎。於厨東作屋二間，弟子家人寢處於正屋西北，立屋二間通之，前作格子，充料理曬曝藥物，以籬院隔之。又於正屋後三十步外立屋二間，椽梁長壯，柱高間闊，以安藥爐。更以籬院隔之，外人不可至也。西屋之南立屋一間，引檐中隔著門。安功德，充念誦入静之處。中門外水作一池，可半畝餘，深三尺。水常令滿，種芰荷菱芡，繞池岸種甘菊。既堪採食，兼可悦目怡閑也。

（《千金翼方》）

凡人居止之室，必須固密，勿令有細隙，致有風氣得入，久居不覺，使人中風，古來忽有得偏風者，四肢不遂，或角弓反張，或失音不能語者，皆由忍此耳。身既得風，衆病總集，邪鬼得便，遭此致卒者，十中有九，是以大須周密。凡在家及行卒逢大飄風、暴雨、大霧者，此皆是諸龍鬼神行動經過所致，宜入室門户，燒香静坐，安心以避，待過後乃出，不爾損人，或時雖未有，若於後不佳。

居家不欲數沐浴，浴必須密室之内，不得大熱，亦不得大冷，大熱大冷，皆生百病。冬浴必不得使汗出霡霂，浴後不得觸風冷。飢忌浴，飽忌沐。浴訖須進少許食飲乃出。覺室有風，勿强忍，勿反坐，須起避之。

凡居家當誡勒内外長幼，有不快者，即須早道，勿使隱忍，以爲無苦，過時不知，便爲重病，遂成不救。小有不好，即須按摩挼捺，令百節通利，泄其邪氣也。

凡人無問有事無事，恒須日别一度遣人蹋脊背，反四肢頭頂，若令熟蹋，即風氣時行不能着人。此大要妙，不可具論。

凡人居家及遠行，隨身恒有熟艾一滕，備急丸、辟鬼丸、生肌藥、甘濕藥、丁腫、水銀、大黄、芒硝、甘草、乾薑、桂心、蜀椒，不能更蓄餘藥，此等恒有，不可闕少，及一兩卷《百一隨身備急藥方》，并帶避毒蛇、蜂蝎、蠱毒藥隨身也。

天有四時五行，以生寒暑燥濕，人有五臟，以生喜怒悲樂，有恐懼。故喜怒傷氣，寒暑傷形。故曰喜怒不節，寒暑過度，生乃不固。重陰必陽生，重陽必陰生。故曰冬傷於寒，春必病温；春傷於風，夏必飧泄；夏傷於暑，秋必痎瘧；秋傷於濕，冬必咳嗽。人能依此四時攝養，故得免其夭枉也。

（《太清道林攝生論》）

《傳》曰：土厚水深，居之不疾。故人居處，隨其方所，皆欲土厚水深。土欲堅潤而黄，水欲甘美而澄。常居之室，極令周密，勿有細隙致風氣得入，久居善中人風者，天地之氣也。能生成萬物，亦能損人。初入腠理之間，漸至肌膚之内，内傳經脉，達於臟腑。傳變既廣，爲患則深，故古人云避風如避矢。盛暑久坐兩頭通屋，大招風，夾道尤甚。盛暑不可露卧，凡卧，自立春後至立秋前，欲東其首。立秋後至立春前，欲西其首。常枕藥枕，勝於寶玉，寶玉大冷傷腦。其枕藥性大熱，則熱氣衝上；大冷，又冷氣傷腦，唯用理風平凉者，乃爲得宜。

（《保生要録》）

攝理法　夫攝理者，先在水土所習，必欲高燥之處。《左傳》云：土厚水深，居之不疾。若下濕之地，必能損人。今南人多夭，北人多壽，此其驗也。《淮南》云：堅土人剛，弱土人肥；壚土人大，沙土人細；息土人美，耗土人醜；山氣多男，澤氣多女；水氣多喑，風氣多聾；林氣多癃，木氣多傴；濕氣多腫，石氣多力；陰氣多癭，暑氣多夭；寒氣多壽，谷氣多痺；丘氣多狂；廣氣多仁，陵氣多貪。輕土人利，重土人遲；清水音小，濁水音大；湍水人輕，遲水人重；中土多聖。

凡人皆牽水土以爲善惡，從此觀之，安可不擇地而居耳？古者巢居穴處，人皆長壽者，何也？豈非巢居則迥，穴處則密，人不受巢穴之風故也。自上棟下宇，巢穴便生衆疾，咸臻夭，壽日促。今之居處房屋不可高大虛敞，非唯風霧難防，亦使精神恍散。《吕氏春秋》云：臺高則多陽，室大則生痿，陽則生蹶。且亦有豐屋之誡，可不慎哉？古人之所居，但取門墻周密。墻宇幽深，使纖毫之風無所從入，自然衆疾不生矣。覺有風穴，即須避之。

凡細隙之風爲害尤切，古來忽中風，四肢不遂，角弓反張，失音，皆由忽此。身既中風，衆病總集，邪鬼得使，以致夭枉。古者，洛陽市青店店主，坐處柱上有孔如針頭，而前後店主不悟，皆同病而死，此其驗也。所居之室必令潔凈，朝夕恒欲焚香，則人不受惡氣，常得和氣。又養生之人，須有日月規鏡，及石精、金光劍，及生犀、麝香、雄黄、丹砂，以自衛，大吉。又《仙經》云：以大盆盛清水當户安之，拔大刀橫上，令刃向外，懸明鏡於上，書制邪符於鏡傍，則百邪不敢犯，犯者皆見血在水中。又説，但懸孔好九寸明鏡於背後，則邪魅不敢隱形矣。

（《攝生纂録》）

书室　學不因老而廢，流覽書册，正可借以遣閑，則終日盤桓，不離書室。室取向南，乘陽也。《洞靈經》曰：太明傷魂，太暗傷魄。愚按：魂爲陽氣之英也，魄爲陰體之精也。所謂傷者，即目光可驗。如太明就暗，則目轉昏，傷其陽也；太暗就明，則目轉眯，傷其陰也。又《吕氏春秋》曰：室大多陰，多陰則痿。痿者，喻言肢體懈弛，心神涣散之意。

室中當户，秋冬垂幕，春夏垂簾，總爲障風而設。晴暖時仍可鈎簾卷幕，以挹陽光。《内經》曰：風者，百病之始也。又曰：古人避風如避矢石焉。其危詞相儆如此，當隨時隨地留意避之。

三秋凉氣尚微，垂幕或嫌其密，酌蔬密之中，以簾作裏，藍色輕紗作面，夾層制之，日光掩映，葱翠照入幾榻間。許丁卯詩所謂翠簾凝晚香也。可以養天和，可以清心目。

每日清晨，室中洞開窗户，掃除一遍，雖室本潔凈，勿暫輟。否則漸生故氣，故氣即同鬱蒸之氣，入于口鼻，有損脾肺。脾開竅于口，肺開竅于鼻也。古人掃必先灑水，濕日積，似亦非宜。嚴冬取乾雪灑地而掃，至佳。常時用木屑微潤以水，亦能粘拌塵灰，不使飛揚，則倍加潔净。

卑濕之地不可居。《内經》曰：地之濕氣，感則害皮肉筋脉。磚鋪年久，即有濕氣上侵，必易新磚，鋪以板，則濕氣較微。板上亦可鋪氈，不但舉步和軟，兼且氈能收濕。《春秋·左

氏傳》晉平公疾，秦伯使醫和視之，有雨淫腹疾之語。謂雨濕之氣，感而爲泄瀉，故梅雨時尤宜遠濕。

南北皆宜設窗，北則雖設常關，盛暑偶開，通氣而已。淵明常言五六月中，北窗下卧，遇凉風暫至，自謂是羲皇上人。此特其文辭佳耳，果如此，入秋未有不病者，毋爲古人所愚。

窗作左右開闔者，檻必低，低則受風多。宜上下兩扇，俗謂之和合窗，晴明時掛起上扇，仍有下扇作障，雖坐窗下，風不得侵。窗須欞疏則明，糊必以紙則密。

三冬日行南陸，光入窗牖，最爲可愛。如院中東西墻峻，日已出而窗未明，日方斜而窗頓暗，惟兩旁空闊，則紅日滿窗，可以永晝。予嘗作園居詩，有好是東西墻放短，白駒挽得駐疏欞之句。

室前庭院寬大，則舉目開朗，懷抱亦暢，更須樹陰疏布，明暗適宜。如太逼室，陽光少而陰氣多，易滋濕蒸入室之弊。北向院小，濕蒸彌甚，坐榻勿近之。

長夏院中陽光照灼，藍色布爲幄以障之，妥矣，微嫌光猶耀目，不若荻簾漏影，兼得通風或剪松枝帶葉作棚，時覺香自風來，更妙。如以席蓬遮蔽，非不幽邃，然久居于中，偶見日色，反易受暑。

高樓下日不上逼，其西偏者，日過午即影移向東，三伏時可以暫遷書室于此。兼令檐下垂簾，院中障日，南窗向明而時啓，北牖雖設而常關，起居其中，盡堪銷夏。

卧房　室在旁曰房。《相宅經》曰：室中央爲《洛書》五黃，乃九宫尊位，不敢當尊，故卧須旁室。老年宜于東偏生氣之方，獨房獨卧，静則神安也。沈佺期詩云：了然究諸品，彌覺静者安。房以内除設床之所，能容一幾一榻足矣。房以外令人伺候，亦擇老年者，不耽酣睡，聞呼即應乃妥。

《易》言君子洗心，以退藏于密。卧房爲退藏之地，不可不密。冬月尤當加意，若窗若門，務使勿通風隙。窗闔處必有縫，紙密糊之。《青田秘記》曰：卧房窗取偶，門取奇，合陰陽也。故房門宜單扇，極窄，僅容一身出入，更懸氈幕，以隔内外。按《造門經》門之高低闊狹，隨房大小方向，另制尺量之，妄斷禍福，此假陰陽而神其説，可勿泥。

卧房暗則能斂神聚氣，此亦陰陽家之説。《易》隨卦之象辭曰：君子以向晦入宴息。卧房必向晦而後入，本無取乎塏爽。但老年人有時起居卧房，暗則又非白晝所宜，但勿寬大，寧取塏爽者。或窗外加簾，酌明暗而上下之也可。

房開北牖，疏欞作窗，夏爲宜，冬則否，窗内須另制推板一層以塞之。《詩·豳風》云：塞向墐户。注曰：向北出牖也。北爲陰，陰爲寒所從生，故塞以御之也。

冬以板鋪地平，誠善，入夏又嫌隔住地氣，未免作熱。置矮脚凳數張，凳面大三四尺，量房寬窄，鋪滿于中，即同地平板，夏月去凳，亦屬兩便。卧房與書室並宜之。

《蠡海集》曰：春之氣自下而昇，故春色先于曠野；秋之氣自上而降，故秋色先于高林。寒氣亦自上而降，故子後霜落時，寒必甚，氣隨霜下也。椽瓦疏漏，必厚作頂板以御之。即長夏日色上逼，亦可隔絶熱氣。如板薄，僅足承塵而已。徒添鼠窟，以擾夜眠。

窗户雖極緊密，難免針隙之漏，微風遂得潛入。北地御寒，紙糊遍室，則風始斷絶，兼得塵飛不到，潔净爽目。老年卧房，可仿而爲之。每歲初冬，必重糊一度。

長夏日曬酷烈，及晚尚留熱氣，風即挾熱而來，故卧房只宜清晨洞啓窗户，以散竟夜之鬱悶，日出後俱必密閉，窗外更下重幃遮隔，不透微光，並終日毋令人入，人氣即致熱也。蓋熱皆從外至，非内生耳。入寢時但卷幃，亦勿開窗，枕簟胥含秋意。

樓作卧房，能杜濕氣，或謂梯級不便老年。華佗《導引論》曰：老年筋縮足疲，緩步階級，以展舒之。則登樓正可借以展舒。諺又有寒暑不登樓之説，天寒所畏者風耳，如風無漏隙，何不宜之有？即盛夏但令窗外遮蔽深密，便無熱氣内侵，惟三面板隔者，木能生火也。按吴興掌故，有銷暑樓，顏真卿題額，則樓亦可銷暑也。又韓偓詩云：寢樓西畔坐書堂。則樓宜寢，並可稱寢樓。然少覺不適，暫遷樓下，詎曰非宜？

卧所一斗室足矣，如地平鋪板，不嫌高過于常。須去地二尺許，令板下前後氣通，入冬仍以板塞，向南微開小竇而已。縱不及樓居，亦足以遠濕氣。

北方作地炕，鋪用大方磚，墊起四角，以通火氣，室之北壁，外開火門，熏令少熱，其暖已徹晝夜，設床作卧所，冬寒亦似春温，火氣甚微，無傷于熱，南方似亦可效。

（《老老恒言》）